《黄帝内经》
养好肺 正气足 寿命长

有声版

杨秀岩 主编

中国轻工业出版社

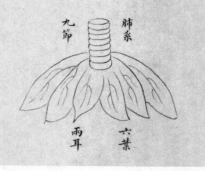

肺重三斤三两六叶两
耳四垂如盖附著于脊
之第三椎中有二十四
孔为诸臟之华盖以
人有二喉前喉为喉咙
通于五藏主气出入主
云咽喉者气之所上下
也后喉为咽喉主纳水
谷水通于六府灵云后
者水谷之道也

如果把人体比作一部汽车，那么肺就是汽车引擎的气缸，让人体通过呼吸氧气来获得生命的燃料。

虽然肺的作用如此重要，但是，在人体脏器中，肺又很容易受到伤害。五脏之中肺是唯一与外界相通的脏器，空气中存在的许多细菌、病毒、粉尘等有害物质会随着呼吸进入呼吸道，一些体积更小的微粒甚至会直接进入肺中，长此以往，即使再坚强的肺，也会受不了。

此外，人们的衣食住行、四季交替都对肺有影响。稍有不慎，就可能引起支气管炎、哮喘等呼吸系统疾病。

在人的一生中，要发生无数次

的感冒咳嗽，每一次发病都是对肺的一次考验，顶住考验，身体就能无恙，顶不住，疾病就会向纵深发展，带来更大的危害。养好肺，实际上就是增强身体抵抗力，为人体筑起一座抵御疾病的长城。

肺的作用绝不仅仅是抵御外邪，《黄帝内经》上说："肺者，气之本，魄之处也。"人体之"气"都是由肺在主导，气行则血行。气血通畅，健康才能得以维持。因此，拥有健康的肺，是身体强健、精神健旺的保障。

在这本书里，我以《黄帝内经》为纲，向读者系统揭示肺的作用、造成人体肺虚的各种原因，以及相应的调理方法，从饮食、经络、运动、起居等方面展开，为不同的人群、不同的症状列出相对应的调养方案。本书特别突出了速查的特点，各种常见的与肺相关的问题，都能迅速从本书中找到解决的方法。

养肺刻不容缓！愿这本书能带领你找对养肺之道，从此神朗气清，告别"呼吸之痛"！

杨念岩

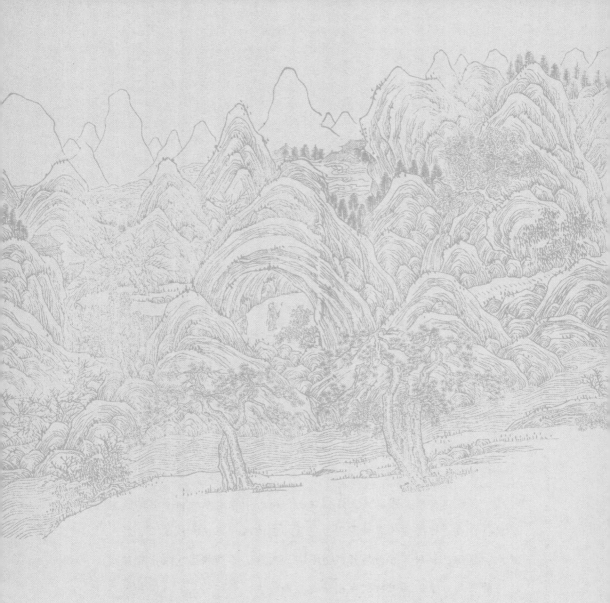

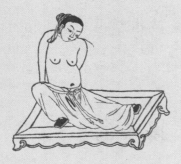

"肺者，气之本，魄之处也。"
——《黄帝内经》

扫码收听
本书附赠音频课

■■■ **打开《黄帝内经》，认识我们的"肺"**　　11

中西医之"肺"大有不同　　12

肺为华盖，是抵御外邪的第一道屏障　　13

肺主气，司呼吸，吐故纳新全靠它　　14

肺主宣降，肺气升降自如，才能通达全身　　16

肺主治节，肺好，身体才和谐　　18

肺开窍于鼻，肺气调和，才能知香臭　　20

肺合皮毛，肺好，皮肤才能好　　21

■■■ **肺气旺则五脏和，养生先养肺**　　23

肺与脾：母子相生，母强才能子壮　　24

肺与肾：金水相生，一损俱损　　26

肺与心：气血调和的关键　　28

肺与肝：一升一降，气血协调　　30

肺与大肠：表里相合　　31

肺虚则气衰，看《黄帝内经》如何调理　33

肺气为什么会衰虚　34

寒湿温燥　皆可伤肺　34

悲伤过度　易损肺气　36

加班熬夜　耗损肺阴　37

长期吸烟　削弱肺的抵抗力　38

常吹空调　先伤皮毛后伤肺　39

疏于运动　肺活量下降致肺虚　40

久病卧床　肺气受损　41

过食苦辣　易伤肺　41

补肺虚，要分清气虚和阴虚　42

肺气虚　补益肺气　42

肺阴虚　滋阴润燥，清络保阴　44

《黄帝内经》教你养肺护肺怎么吃　47

白色食物清肺、润肺、养肺气　48

适当吃辣可宣肺气　49

养肺必吃的 23 种食物　50

梨　清肺润肺第一果　50

百合　滋阴润肺首选菜　52

银耳　润肺生津赛燕窝　54

白萝卜　清肺化痰胜中药　56

山药　补气润肺、镇咳祛痰有良效　58

莲藕　清热润肺好帮手　60

荸荠　生津润肺、防燥　62

冬瓜　润肺生津、利水消痰　64

竹荪　补气养阴、润肺止咳、化痰　66

鸭肉　滋阴清热、生津止咳　68

猪肺　补虚、止咳　70

海蜇　清热化痰、润肠、降血压　72

木耳　益气、润肺、补血　74

南瓜　降糖、润肺　76

金针菇　益气调肺、益肠胃　78

松子仁　滋阴养液、补益气血　79

菜花　清肺润喉、健脾养胃　80

柑橘　理气化痰、润肺清肠　81

柿子　清热生津、润肺止咳、化痰　82

豆浆　清热、化痰、补虚　84

石榴　生津、止烦　85

生姜　发散风寒、化痰止咳　86

葱白　发汗解表、散寒通阳　87

《黄帝内经》经络养肺有奇招　89

手太阴肺经是肺的健康保护神　90

常敲肺经呼吸好　91

中府穴　肺气深聚处，清肺热，肃降肺气，止咳平喘　93

云门穴　宣肺止咳，化痰散结　94

天府穴　宣散肺邪、清肺凉血、调理肺气　95

侠白穴　宣散肺气、理气宽胸和胃　96

尺泽穴　调理肺气，治疗感冒、喉咙痛　97

孔最穴　宣发肺气，治咯血、咽喉肿痛　98

列缺穴　宣肺解表、善利咽喉、治偏正头痛及咳嗽寒痰　99

经渠穴　宣肺利咽、降逆平喘　100

太渊穴　通脉止痛、益肺降气，治咽喉肿痛、咳嗽、失音　101

鱼际穴　清肺热、泻肺火，咽喉肿痛首选穴　102

少商穴　泄热开窍，治咽痛、鼻衄、胸闷　103

手阳明大肠经与肺经表里相合，让便通气畅　104

常敲大肠经，养肺且美容　105

商阳穴　清热泻火，缓解咽喉炎症　107

三间穴　泄热止痛，利咽　108

合谷穴　清热止痛，可缓解咽喉疼痛　109

曲池穴　清热燥湿，治感冒发热、咽喉痛　110

迎香穴　祛风通窍，理气止痛，治疗鼻炎最有效　111

不可不知的其他养肺要穴 112

肺俞穴　调补肺气，补虚清热，治咳嗽、气喘 112

膻中穴　宽胸理气、清肺止喘、舒畅心胸 113

大椎穴　益气清热，感冒、发热、咳嗽都按它 114

天突穴　宣通肺气，消痰止咳，咳喘咽痛见效快 115

生命不息，运动不止，动静之间保养你的肺

117

慢跑　每天都能进行的养肺法 118

游泳　让肺更有活力 119

吹气球　增强肺功能，老少皆宜 120

手臂运动　随时随地锻炼肺 121

鼻部按摩　通肺窍，解鼻塞 122

呼吸保健操　呼吸之间能养肺 124

腹式呼吸　让沉睡的肺泡动起来 126

爬山　给肺来个彻底的清洁 127

顺天应时，解密《黄帝内经》起居养肺智慧

129

顺时而养，四季养肺各有侧重 130

春养肺　要防流感来袭 130

夏养肺　要防热邪犯肺 135

秋养肺　要防肺燥 139

冬养肺　要防寒邪伤肺 144

天人相应，好作息带来好身体 148

寅时养肺　养肺的最佳时间 148

少熬夜　防止肺阴虚、肺老化 149

悲伤肺，养肺先养好心情 150

欢声笑语　养肺的良药 150

每天唱唱歌　轻松把肺养 151

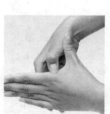

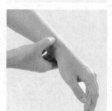

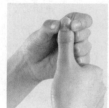

专题：生活小细节，养肺大功效   152

雾霾天，戴好口罩再出门   152

居室常通风，空气清新不伤肺   154

流感肆虐时，少出门、勤洗手   155

经常清洁，居室干净、肺也干净   156

室内种花草，要防"花香中毒"   157

养对绿植，帮你清除有害气体   158

养宠物，当心诱发哮喘   159

空气净化器，及时清洁才能享受清新空气   160

加湿器，正确使用才能防燥又不伤肺   161

空气清新剂也是室内空气污染源   162

不可忽视的4个空气污染重灾区   163

乔迁新居，不可忽视甲醛危害   164

足浴也养肺：6种足浴养肺老偏方   166

因人而异，从《黄帝内经》中找到适合自己的养肺方法   169

儿童 寒温适宜防感冒   170

青少年 形寒饮冷要避免   172

女性 少吃辛辣，注意保暖   174

老年人 笑口常开，肺年轻，人也年轻   176

上班族 再忙也要动一动   178

经常熬夜者 要注意养肺阴   180

多尘环境工作者 清肺化痰，远离尘肺病   182

经常感冒咳嗽者 补肺气，提高免疫力   184

久病卧床者 适当运动，少说话，补养肺气   186

经常吸烟者和被动吸烟者 清肺排毒，防肺癌   188

南方人 湿气大，要健脾祛湿   190

北方人 气候干燥，要润肺除燥   191

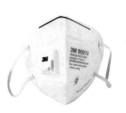

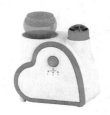

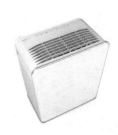

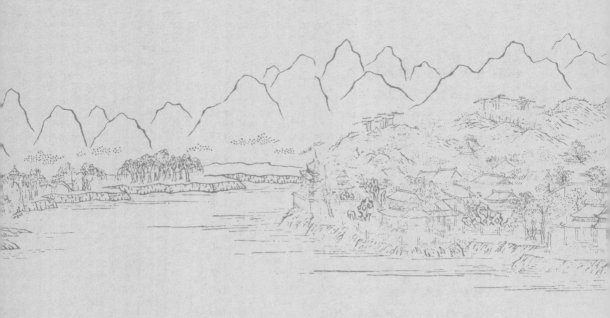

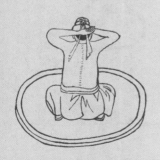

扫码收听
本章附赠音频课

"肺者，脏之长也，为心之盖也。"
——《黄帝内经》

打开《黄帝内经》，认识我们的"肺"

肺的功能是呼吸，但中医眼中的肺可不只这么简单。《黄帝内经》上说："肺者，气之本，魄之处也。"肺为什么会居于如此重要的地位呢？ 让我们打开《黄帝内经》，从另一个角度认识我们的"肺"。

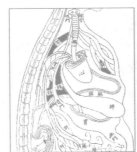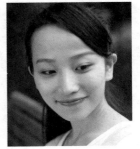

中西医之"肺"大有不同

中医藏象学说中的五脏六腑，实际讲的是五脏六腑的功能活动，而不完全是解剖学中的实质脏器。由于西医刚引入中国时，翻译家们借用了中医的概念，以至于很多人往往将二者混淆。

本书所讲的"肺"，中医和西医在认识上就有着很大的区别。

西医：肺是人体最主要的呼吸器官

西医认为，人体的呼吸系统由呼吸道（包括鼻腔、咽喉、气管、支气管）和肺脏组成，肺脏是其中最主要的器官。

肺左右各一，位于胸腔内，纵膈的两侧，左肺狭长，分上下两叶，右肺略粗短，分上、中、下三叶。肺实质由导管部、呼吸部、肺间质构成。导管部主要由支气管各级分支组成，能传递气体，但不能交换。呼吸部主要由呼吸性支气管及其所联属的肺泡组成，能进行气体交换，成人有3亿～4亿个肺泡，总面积约100平方米。肺间质分布在肺小叶，是各级支气管和肺泡壁之间的结缔组织。

中医：肺主气、司呼吸、主宣发肃降

中医关于肺的含义十分广泛，认为肺在五脏中位置最高，覆于诸脏之上，故称"华盖"。因肺叶娇嫩，不耐寒热，易被邪侵，故又称"娇脏"。肺的主要生理功能是主气、司呼吸、主宣发肃降，辅佐心脏调节气血的运行。

总的来说，西医讲的肺只是实质的肺脏器官，即传递和交换气体的器官，并不包括其他系统的器官功能。中医讲的肺则概括了整个呼吸系统、部分消化系统、泌尿系统和循环系统的功能，是一个整体概念。二者不能相互混淆。

肺为华盖，是抵御外邪的第一道屏障

"肺者，五脏六腑之盖也。"
——《黄帝内经·灵枢·九针论》

中医认为，肺为五脏六腑之华盖。所谓"华盖"，原指古代帝王的车盖，肺位于胸腔，覆盖于五脏六腑之上，位置最高，因而有"华盖"之称。

肺是五脏六腑的保护者

"华盖"的功能是保护帝王免受风雨，将肺称为华盖，形象地体现了肺的重要性。肺与其他四脏不同，它通过喉和鼻与外界直接相通。因此，肺的生理功能，往往直接受到外界环境变化的影响。自然界之风、寒、燥、热等邪气，多直接从口鼻而入，影响到肺，出现肺卫失宣、肺窍不利等病变。

外邪对身体的危害不仅仅在于犯肺，还通过肺进而对其他脏腑造成损害，所以肺在防范这些外邪入侵的同时，实际上也保护着其他脏器。故《黄帝内经·素问·痿论》说："肺者，脏之长也。"

肺为娇脏，护好肺才能少生病

肺作为五脏六腑抵御外邪的第一道屏障，其本身还是很娇弱的。我们平时一有风吹雨淋，就会感冒发烧、流鼻涕，说明肺是很娇嫩的，很容易发病。

肺脏娇气的特点决定了保护肺脏不能等到出现病症才开始，日常吃、穿、住、行、用都需要照顾肺的特点，远离伤肺的生活方式。只有精心保护好肺，才能抵御外邪的入侵，少生病。

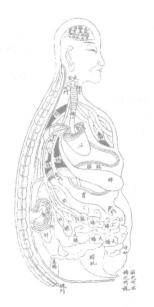

肺位于胸腔，覆盖于五脏六腑之上，位置最高，因而有"华盖"之称。

肺主气，司呼吸，吐故纳新全靠它

肺主气，包括两个方面的内容：一是肺主呼吸之气，二是肺主一身之气。

肺主呼吸之气，呼吸好，新陈代谢才顺利

肺主呼吸之气很好理解。呼吸功能是人体重要的生理功能之一，人体一生中都在不断地进行着新陈代谢，在物质代谢过程中，一方面要消耗大量的清气，同时又不断地产生大量的浊气，清气需不断地进入体内，浊气需不断地排出体外，都要依靠肺的生理功能。肺既是主司呼吸运动的器官，又是气体交换的场所。通过肺的呼吸功能，人从自然界吸入清气，又把体内的浊气排出体外，从而保证了新陈代谢的顺利进行。

肺主一身之气，肺好，各脏腑才强健

肺主一身之气，是指肺有主持、调节全身各脏腑经络之气的作用。这种调节作用主要体现在三个方面，即宗气的生成、气机的调节、辅助心血运行。

肺主宗气的生成

宗气是人体之气的重要部分，它依靠脾运化的水谷精气与肺吸入的自然界清气相结合而产生，通过心脉布散到全身。相比于水谷精气，呼吸之气更为重要，我们都知道，一个人不吃不喝几天也能存活，而不呼吸，恐怕一刻钟也不行。

宗气的作用也是非常广泛而且强大的，它可以辅助心脏推动营血的运行，可以入下焦以帮助肾脏，也能够反过来帮助正常的呼吸。宗气与人体的各种功能活动都有关，肺通过主宗气的生成进而调节一身之气。

肺主气机的调节

人体之气是在不断运动着的，这种运动就叫作气机。气机的不断升降和出入保证了生命的进行。由于人体是一个复杂的系统，受到各种因素的影响，比如情绪、饮食、环境等，如果情绪失常或者饮食失节，就会影响到气机的通畅，从而带来一系列的麻烦。

所以，要想脏腑经络之气运动不息、畅通无阻，首先就得保证肺气的充足和通畅。

肺气助心血运行

全身的血脉统摄于心，心脏的搏动为血液的运行提供了源源不断的动力。但心脏行血的功能不是仅由心脏这一个脏器来完成的，肺气在其中的作用不容忽视。

肺对心血的推动作用，主要体现在前面讲到的宗气。含有水谷精微的血液，从心脏通过经脉，汇聚于肺，经过肺的呼吸进行气体的交换，在汲取足够能量后，再通过经脉回到心，最后输布到全身。因此，血液的运行实际上是心与肺共同作用的结果，心气起着原动力的作用，肺气则起着辅助作用，二者配合才能使血运有力。

肺有疾则一身气弱

肺主气的功能正常，气道通畅，呼吸就会正常自如。若肺有了病变，不但影响到呼吸，而且也会影响到一身之气的生理功能。例如，肺气不足，则呼吸微弱，气短不能接续，语音低微；若肺气壅塞，则呼吸急促、胸闷、咳嗽、喘息。

此外，如果肺气不足而影响到宗气的生成和布散，失去对其他脏腑的调节作用，还会出现全身性的气虚表现，如疲倦、乏力、气短、自汗等。若肺一旦丧失呼吸功能，则清气不能吸入，浊气不能排出，宗气不能生成，人的生命也随之告终。

肺主宣降，肺气升降自如，才能通达全身

肺主宣降包括两个方面：宣发和肃降。宣发是升宣、发散的意思，肃降是清肃、下降的意思。从气机运行来看，宣发是向上运动，肃降是向下运动。肺气的所有功能都是通过宣发和肃降这两种形式来完成的。

肺主宣发，让该升的升上来

肺的宣发功能主要体现在三个方面。

1 通过肺的宣发，将体内浊气通过呼吸道和毛孔排散出去，达到自洁的目的，这是人体除了大小便以外的另一种排泄形式。

2 将脾传输来的津液、水谷精微等上输于头面，外达于全身皮毛，以润养四肢百骸。

3 向皮肤腠理宣发卫气，主管皮肤腠理的开阖。夏天出汗，实际上就是肺脏将人体多余的阳气输布于体表，就形成了汗液。我们平时受了风寒，会喝点姜汤出汗，也是通过肺的宣发作用，将体内的寒气宣发出来。

肺的宣发功能，与皮肤腠理是分不开的，所以我们平时穿衣服不可过紧。浊气、汗液的排散是随时随地都在进行着的，衣服太紧，毛孔开阖就会受影响，浊气、汗液散发不利，反过来就会伤肺。

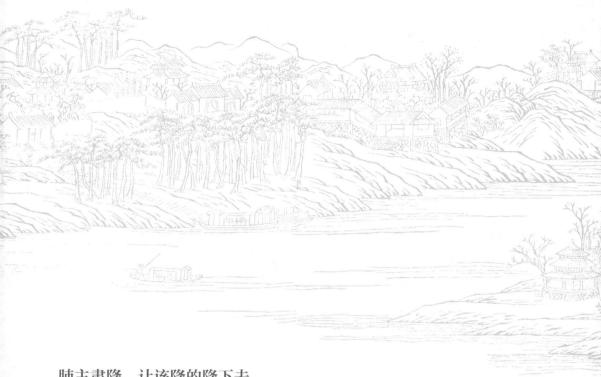

肺主肃降，让该降的降下去

肺的肃降功能也主要体现在三个方面。

1 肺吸入自然界的清气，将其与脾转化而来的水谷之气相融合而生成宗气，向下布散至下焦，以资元气。

2 将脾转输至肺的津液及部分水谷精微向下布散于其他脏腑以濡养之。

3 将脏腑代谢后产生的浊液下输至肾或膀胱，形成尿液，还有利于大肠传导糟粕。这与肺宣发以排汗、排浊气功能相似，只不过一上一下而已。

肺的宣发和肃降是密不可分的两个方面，二者相互依存，相互协调，相互制约，只有升降顺畅，身体气机才能平顺，才能维持正常的生理功能，保持身体健康。

肺主治节，肺好，身体才和谐

"肺者，相傅之官，治节出焉。"
——《黄帝内经·素问·灵兰秘典论》

《黄帝内经》中说："肺者，相傅之官，治节出焉。"这是将肺比喻为辅助一国之君主的丞相，协助心君，调节全身。

"治节"有安定、和谐、节气的意思，也可理解为治理。实际上，人的每一脏腑都有治节的功能，但肺的治节作用尤为明显。肺主皮毛、司卫气，皮毛腠理的开阖依赖于肺的调节。《黄帝内经》又说："肺者，气之本。"就是说，肺具有调节人体周期、节气的生理功能。

所谓"相傅之官"，"相傅"就是丞相的意思，起着上辅君主、下行国事的职能。在身体里，就是辅助心脏，协调其他各个脏腑以及卫气、营血的稳定与和谐。

具体来说，肺的治节功能体现在以下几个方面。

调节水液代谢

人体的水液代谢在生理活动中具有十分重要的作用，主要包括水分的摄入、水分在体内的转输利用和代谢后的水液的排泄等环节，这一切是在多个脏腑参与下共同完成的，肺是其中之一。肺调节水液代谢的作用称为"通调水道"，主要体现在下述两个方面。

肺主宣发，调节汗液的排泄

排泄汗液，是人体水液代谢的一部分。正常情况下，每天每人通过汗液排出约400毫升的水分。肺主宣发，将水谷精微和津液宣散于周身，特别是使布散到体表的津液通过毛孔，以出汗的方式排泄于体外。如果肺的宣发功能失常，就会引起水肿、小便不利等症状。

肺主肃降，
使水道维持通畅

　　"水道"即指体内水液运行、排泄的道路。水道的通行畅达，流通无阻，是维持水液代谢平衡的重要条件。因此，有"肺主行水""肺为水之上源"的说法。如果肺有病变，通调水道功能减退，就可发生水液停聚而生痰、成饮，甚则水泛为肿。因此，中医临床上多采用宣降肺气，疏通水道以利水的方法治疗。

调气行血

　　心主血、肺主气，二者同处于上焦，"血随气行，气为血帅"，即心血需靠肺气推动运行，这一点前面讲肺主气部分已有详细的阐述（第14页），此处不再赘述。

调节体温平衡

　　人体需要保持体温的恒定，这个恒定也是由肺来调节的。机体在进行生理活动时会不停地产生热量，另一方面，又会通过皮肤、呼吸和二便排泄散发一定的热量，从而使体温维持在一个恒定的状态。而皮肤、呼吸和二便排泄均与肺有联系。最明显的例子就是，如果天气冷，皮肤的毛孔就会关闭而少出汗或不出汗，而外界过热时毛孔又会张开、出汗，以散发多余的热量。而这一切都是靠肺来调节的。

调和言语

　　古人认为，金属被撞击后会发出清脆的声音，与肺的特性相同，故五行中肺属金并主声音和语言。当肺出现病变时，必然会出现声音上的变化，如声音嘶哑等。所谓"金实则不鸣，金破亦不鸣"，就是说，肺有实证或肺有虚证时，人发出的声音都会不正常。

肺开窍于鼻，肺气调和，才能知香臭

"肺主鼻……在窍为鼻。"

——《黄帝内经·素问·阴阳应象大论篇》

鼻是肺之门户，为气体出入之通道，其生理功能包括通气和嗅觉，而鼻的功能主要依赖肺气的作用。

肺气调和，则鼻窍通畅

鼻是气体出入的门户，并有主嗅觉、助发音的作用，它与肺有着密切的关系。鼻在上，下连咽喉，直贯于肺，为气体出入之通道，能助肺行呼吸，故为肺之外窍。鼻子就像是肺的哨兵，时刻为肺"通风报信"，防御着外邪的入侵。不过，鼻子要想工作正常，也有赖于肺这个后盾的支持，即需要充足的肺气。肺气调和，则鼻窍通畅，呼吸通利，嗅觉灵敏。

肺或者鼻发生病变时，常相互影响。如邪气犯肺，肺气失宣，则鼻的功能失常，就会表现为鼻塞、流涕、不闻香臭，或鼻衄等。另外，外邪伤人，多从口鼻而入，可直接影响到肺，特别是温热邪气，多首先侵犯肺脏，从而出现发热、口渴、咳嗽、痰黄、鼻翼翕动等症状。

肺的健康表现在鼻子上

鼻曝露在外，所以由其表现可知肺的状况。除了上面所说的鼻塞、流涕、不闻香臭等症状，鼻子的一些微妙的变化也足以反映出肺的问题。《医学心悟·首卷》就指出："鼻头色青者，腹中痛。微黑者，有痰饮。黄色者，为湿热。白色者，为气虚。赤色者，为肺热。明亮者，为无病也。"

所以日常生活中，如果鼻子出现某些明显的症状，一定要想到可能是肺出了问题，不能简单地只解决鼻子的问题。

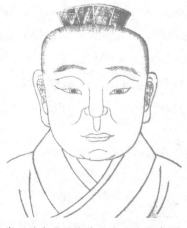

鼻子的变化及症状反映了肺的功能。

肺合皮毛，肺好，皮肤才能好

"脉气流经，经气归于肺，肺朝百脉，输精于皮毛。"

——《黄帝内经·素问·经脉别论篇》

"肺主身之皮毛。"

——《黄帝内经·素问·痿论篇》

肺能温养皮毛肌肤

中医所指的皮毛较之西医更为宽泛，大致相当于皮肤、毛发、汗腺、皮脂腺、皮肤及指甲等，具有分泌汗液、调节呼吸及抵抗外邪等功能。肺通过宣发作用，将气血输布于全身，以温养皮毛肌肤，维持皮毛的正常生理功能。

外邪伤体先侵皮毛

《黄帝内经·素问·咳论篇》中说："皮毛者，肺之合也，皮毛先受邪气，邪气以从其合也。"皮毛是我们身体的最外层，最易受到外邪的侵扰。皮毛受侵，明显的表现就是会咳嗽。天气转凉了，我们要适当增加衣物，不让皮肤曝露在外，实际上就是要减少外邪侵扰的机会，也是从根本上保护了肺。

皮肤不好说明肺不好

"肺之合皮也，其荣毛也。"（《黄帝内经·素问·五脏生成篇》）"荣"是茂盛的意思。肺气足的人，皮肤就滋润光滑、有弹性；而肺气虚的人，由于肺无力输布气血给皮毛，皮毛不能得到滋润，就会不荣，也就是会出现毛发憔悴枯槁。

同样，如果肺热伤津，阴虚血燥，就会出现面色苍白憔悴；肺气失宣，则会湿气聚集而生痤疮。

所以，如果发现皮肤有问题，一定要想到是不是肺出了问题，而不能仅仅是涂抹药膏或者做美容来解决。

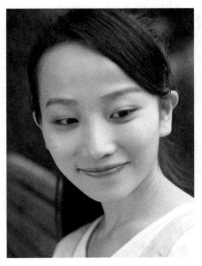

肺气足，皮肤才能润泽有弹性。

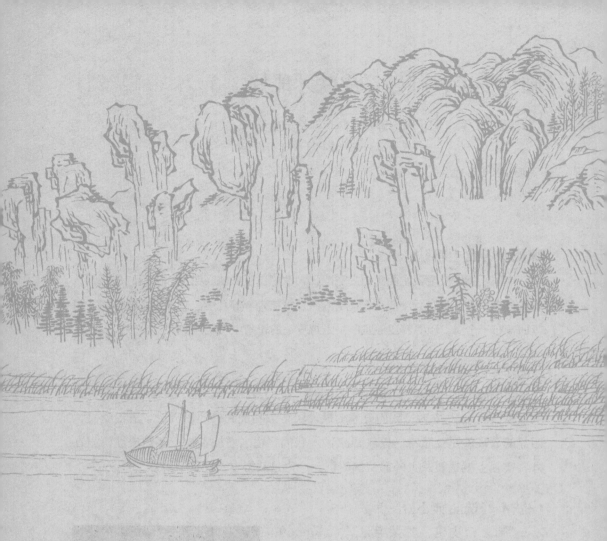

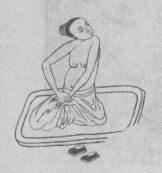

扫码收听
本章附赠音频课

"诸气者，皆属于肺。"
——《黄帝内经》

肺气旺则五脏和，养生先养肺

五脏虽然各自有其独特不可替代的功能和作用，但其运行并不是独立的，各个脏腑之间都有密不可分的联系。《黄帝内经》中说："诸气者，皆属于肺。"肺与各脏相互协调，身体气血才能旺盛。

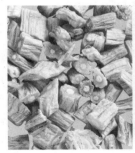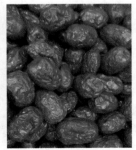

肺与脾：母子相生，母强才能子壮

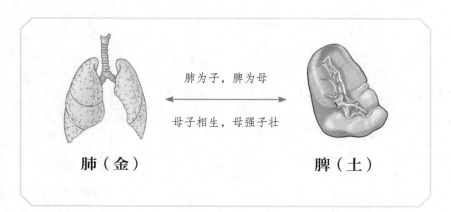

肺为子，脾为母

母子相生，母强子壮

肺（金）　　　　　　　　　　脾（土）

中医五行学说认为，肺属金，脾属土，而土生金，所以肺与脾具有相生的关系。脾好，肺才能好。

肺主气，脾益气

肺司呼吸而摄纳清气，脾主运化而化生水谷精气，精气输于肺，两者结合化为宗气（后天之气）。宗气是全身之气的主要物质基础。

脾主运化，为气血生化之源，但脾所化生的水谷之气，必须依赖肺气的宣降才能敷布全身。肺在生理活动中所需要的津气，又要靠脾运化的水谷精微来充养，故脾能助肺益气。因此，肺气的盛衰在很大程度上取决于脾气的强弱，故有"肺为主气之枢，脾为生气之源"之说。

上面这种关系，犹如母亲哺育子女。脾将消化吸收来的养料运输到肺，为肺提供营养。如果没有脾输送来的精微物质，不但肺的正常生理功能无法实现，其他需要从肺部汲取营养的生理活动也不能正常进行。

肺病也要适当健脾

有些人体质不好，感冒是家常便饭，连带着心情也变得不好，食欲跟着下降了，然后身体更差，感冒更加频繁，形成了恶性循环。这种情况说明脾气不足带来了肺气虚弱，肺气的亏虚又加重了脾气虚弱。这时候想要强健肺脏，光补肺是不行的，必须从根基入手，通过补养脾这位"母亲"，让母体先强大起来，才能有源源不断的精微物质来濡养肺脏，达到养肺、预防肺病的目的。

肺与脾同司水液代谢

肺主行水而通调水道，脾主运化水湿，维持水液的正常生成和输布。脾肺两脏互相配合，共同参与水液代谢过程。

具体来说，就是人体的津液由脾上输于肺，通过肺的宣发和肃降而布散至周身及下输膀胱。脾运化水湿有赖于肺气宣降的协助，而肺的宣降又要靠脾的运化以资助。

如果脾失健运，营养物质不能及时运化，就会产生堆积，腐败变质，也就是产生了"痰"。痰对人体健康有预警作用，通常可以通过肺脏由咳嗽排泄出去。如果肺气虚，痰就不易排出，会演变为喘息、痰鸣等。同理，肺病日久，又可影响脾，导致脾运化水湿功能失调。故中医有"脾为生痰之源，肺为贮痰之器"之说。

脾好不生痰

中医在治疗喘咳病的时候往往需要健脾，就是因为其病在肺，而其本在脾，脾的运化能力强大了，就不易生痰，肺也就不会遭受痰的困扰。

再比如水肿病，通常分为肺病水肿和脾病水肿。中医治疗时，对于前者，常在宣肺利水的基础上适当配伍健脾渗湿药，如白术、茯苓等；对于后者，则在健脾渗湿的基础上适当配伍宣肺利水药，如麻黄、桑白皮等。这就是充分考虑了脾肺二脏在水液代谢中的关系。

肺与肾：金水相生，一损俱损

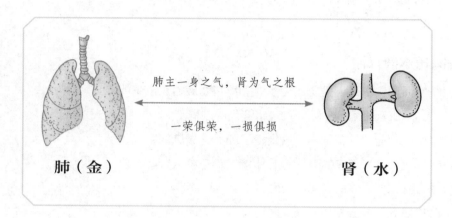

肺主一身之气，肾为气之根

一荣俱荣，一损俱损

肺（金）　　　　　　　　　　　肾（水）

肺属金，肾属水，金生水，所以肺与肾也有相生的关系，一脏损，另一脏必然也会出问题。

肺肾阴液互相滋养

中医认为金水相生，即肺肾阴液是互相滋养的，而肾阴又为人体诸阴之本。因此，肺阴虚可损及肾阴；肾阴虚不能上滋肺阴，也会导致肺阴虚，最后导致肺肾阴虚，表现出来就是腰膝酸软、潮热、盗汗、咽干、颧红、干咳、音哑、男子遗精、女子经闭等症。

中医临床上，肺痨病人、咳喘患者，病久不愈，均可出现肺肾两虚之证。因此，出现肺阴亏虚的症状时，往往也需要注补肾阴，这是中医治疗此类病症的原则。

肺肾之气相互影响

肺主气而司呼吸，肾藏精而主纳气。在人体的呼吸运动中，肺气肃降，有利于肾的纳气，以维持呼吸的深度。肾精、肾气充足，摄纳有权，亦有利于肺气的肃降。故有"肺为气之主，肾为气之根"之说。

如果肾气充足，则有利于肺的肃降，此时呼吸顺畅。肾气不足则会吸气困难，出现气短、气喘等不适。如果我们的肺部受到了损伤，肾脏也会跟着变得虚弱，这就是中医所谓肺肾两虚之证。

肺肾同主水液代谢

肺与肾在水液代谢方面也有紧密的联系，不过这种关系又不同于肺与脾。如果把人体水液代谢系统看成是一根复杂的水管网络，那么肺就是上面的入水口，肾则为下面的出水口。如果肾的代谢出了问题，也就是说，排水出现障碍，人体就会发生水肿现象。

对于水肿，西医一般是采取疏通的办法，就是治肾的问题，而中医则会将其辨证为肺肾两个方面的问题，即用肺肾同治法，也就是宣肺补肾，在宣肺发汗的过程中，通过皮毛使汗从皮肤而出。同时采取补肾利小便的方法。中医将这种方法称为"开鬼门（体表的汗毛孔），洁净府（膀胱）"。

肺肾经气相通

人体的经络犹如自然界的河流，身体里的气血好比河水，中医中有十二条经脉，其中的肺经和肾经的交汇使得肺、肾经气相通。这样一来，肺病能够影响肾，肾病对肺也有一定的损伤，一荣俱荣，一损俱损。

现代人大多重视养肾，不惜为其花费大量的金钱与精力，却不知道，如果能在养肾的同时给予肺合理的补养，会收到更好的养生效果。肺气不足的人则可以通过补肾气的方法，间接补肺气，以先天之气促进后天之气。

人体的十二经脉中，足少阴肾经的循行，是起于足小趾之下，斜向足心，沿内踝后入足跟，然后一路上行通向脊柱，其中直行的支脉从肾上方经过肝和膈膜，进入肺中，再分出支脉从肺出来与心联系，注于胸腔中。

肺与心：气血调和的关键

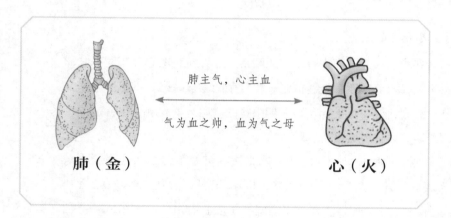

肺主气，心主血

气为血之帅，血为气之母

肺（金）　　　　　　　　心（火）

我们平常形容一个人伤心的程度，会用"痛彻心肺""撕心裂肺"，实际上，肺与心的关系还确实很密切。

肺气与心血相互滋生

中医认为心主血，肺主气，气和血是相互依存、相互作用的。肺气亏虚日久的人，经常会出现气喘气短、神疲体倦等症状，时间一长还会出现心慌失眠、头晕眼花、面色淡白等，这就是肺气虚引发心血虚。中医在补益肺的同时常会加入补益心血的药，如当归、红枣等，因为血能旺气。

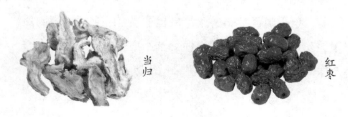

当归　　　　　　红枣

同样的，心血亏耗日久，也会导致肺气亏虚，因此在治疗心血不足之证时，也往往会在补益心血的基础上加入补益肺气的药，如党参、太子参、黄芪等。

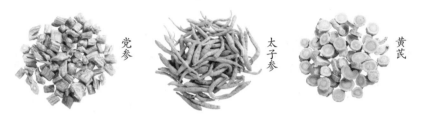

党参　太子参　黄芪

从现代医学来看，肺与心的关系也是相当密切的。心与肺由血管相连，肺动静脉组成的肺循环通过心脏与体循环相连，使得身体组织用过的血液重新被氧饱和，再次流入全身被利用，如此循环往复。如果把心脏比作发动机，那么心的血就是燃料，肺的气就是氧气，两者不断混合才能燃烧，提供动力。

肺气助心行血

血液能够正常运行，必须依靠心气的推动，同时有赖于肺气的辅助，这种能够帮助血液运行的肺气即是宗气。所以要想血液运行顺畅，宗气就得足，因为肺主宗气的生成，那就必须保障肺主呼吸的功能，让肺气充盛。

如果肺气不足，则宗气的生成就弱，不能协助心气推动血液运行，导致血行不畅，也就是心血瘀阻，表现为心悸、胸闷、口唇暗紫等。很多肺病患者，比如哮喘病人呼吸不畅时往往就会出现口唇暗紫的症状，这就是肺主气的功能不正常，导致心主血的功能受到连累的缘故。

心血散发肺气

中医认为，"气为血之帅，血为气之母"，气可生血、行血，血反过来能生气并成为气的载体，通过血液循环将气运送至全身各处。

简单地说，就是我们通过呼吸，吸入外界的清气，然后通过血脉输布全身，同时收集气体交换后形成的浊气，再通过呼吸作用将其排出体外。

肺与肝：一升一降，气血协调

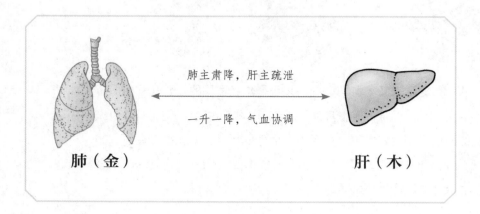

肺主肃降，肝主疏泄

一升一降，气血协调

肺（金）　　　　　　　　肝（木）

　　五脏之中，肺与肝看似没什么关系，实则并非如此。二者平衡与否，在很大程度上决定着我们身体的健康。

肝火旺盛伤肺阴

　　我们在电影里经常看到这样的桥段：某人大发雷霆，怒发冲冠之后一口鲜血便喷了出来。咯血说明肺脏受伤了，为什么大怒之后伤的却是肺呢？因为肝属于五行中的木，肺属于五行中的金，人发怒的时候肝火过盛，火太旺可以熔化金属，灼伤肺气，因此轻则目赤、口苦、干咳、胸胁疼痛，重则咳血，这就是中医所说的"肝火犯肺""木火刑金"。

肝与肺，一升一降调气血

　　肝主升，肺主降，二者一升一降相互协调，共同维持全身气机的升降平衡。

　　简单来说，就是肺主气，气能推动肝血运行，肝气疏泄，有利于肺气的肃降。如果肝脏的疏泄功能失调，肺的肃降功能会受到影响，出现上面所说的肝火犯肺症状。当肺气失去清肃下降的功能时，肝阴也会受损，肝气疏泄不利，继而引发头晕，头痛，使人易发怒，甚至导致脑出血。

肺与大肠：表里相合

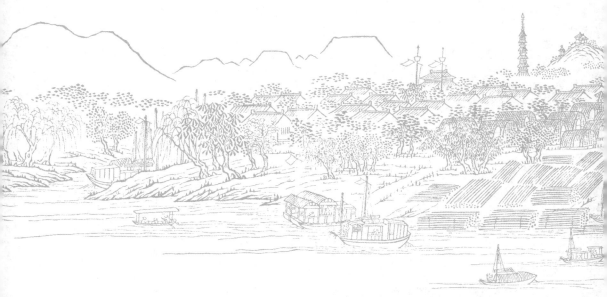

　　中医认为，肺与大肠相表里，它们是通过经脉的相互关联而构成这种表里相合的关系的。所谓表里，就是相互表征的意思，是说肺与大肠的关系最为密切，其生理活动和病理变化相互影响，肺的病变可以通过大肠反映出来，大肠的病变也可以通过肺反映出来，二者互为表里。

　　肺与大肠的生理联系主要体现于肺气肃降与大肠传导功能的相互为用方面。肺气清肃下降，气机调畅，并布散津液，能促进大肠的传导，有利于糟粕的排出。大肠传导正常，糟粕下行，亦有利于肺气的肃降。

　　正因为肺与大肠相表里，所以，大肠经的邪气容易进入肺经，肺经的邪气也可以表现在大肠经上。比如一个人总是便秘，表现出来一定会有气不足的问题；而一个经常咳喘或者有肺病的人，常会伴有便秘症状。中医在治疗肺或大肠疾病时往往也是兼顾两个方面的调理。比如便秘，中医在通利大肠的同时要采用开泄肺气的方法，肺气肃降正常，便秘问题就迎刃而解了；而对于痰浊壅塞肺部的实喘，则会在治肺的同时开泻大肠，以利肺气。

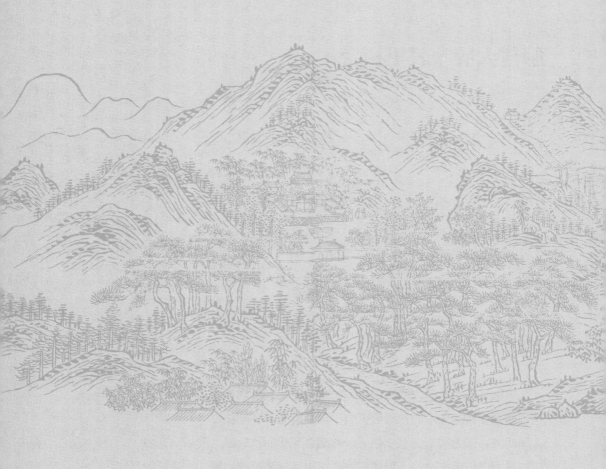

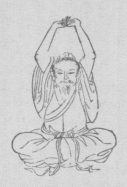

扫码收听
本章附赠音频课

"肺为娇脏，寒热皆所不宜。"
——《医学源流论》

肺虚则气衰，
看《黄帝内经》如何调理

现代人不健康的生活方式，很容易导致肺虚。肺主一身之气，肺虚则气衰。气为血之帅，气衰弱，血的运行也会出现异常，从而容易发生各种疾病。

肺虚分肺气虚、肺阴虚，调理方法也不同，让我们跟随《黄帝内经》，一同认识肺虚的原因，学习调理肺虚的方法。

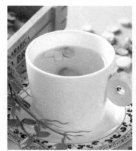
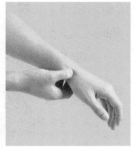

肺气为什么会衰虚

寒湿温燥 皆可伤肺

"重寒伤肺。"
　　　　　　——《黄帝内经·灵枢·百病始生》

"形寒寒饮则伤肺。"
　　　　　　——《黄帝内经·灵枢·邪气脏腑病形》

　　中医将肺脏称为娇脏，入木三分地指出了肺脏"娇嫩""娇弱"的特点：肺开窍于鼻，风、寒、燥、热等来自外界的邪气大多可直接从口鼻进入人体，侵害肺脏。故《医学源流论》中说："肺为娇脏，寒热皆所不宜。太寒则邪气凝而不出；太热则火烁金而动血；太润则生痰饮；太燥则耗精液；太泄则汗出而阳虚；太湿则气闭而邪结。"

寒邪伤肺最严重

　　肺属金，属阴而畏寒，寒为阴邪，故易伤肺，可谓同气相求。《黄帝内经·素问·咳论篇》中以寒邪犯肺为咳嗽之主要原因，《黄帝内经·灵枢·百病始生》则更为明确地指出："重寒伤肺。"《景岳全书》也说："外感之嗽，无论四时，必皆因于寒邪，盖寒随时气入客肺中。"

　　寒邪犯肺，途径有三。

1 由皮毛受邪，内从其合而入肺。	2 先入于胃，再由肺脉上至于肺。	3 从背部腧穴而入于肺。

冬春季节做好保暖

　　四季之中，冬季寒邪最重，保护肺的最好方法就是做好保暖，及时增减衣服，防止环境冷暖变化对肺的伤害。天冷风大时出门要戴口罩，并特别注意保护好颈部，因为此处是风邪最容易入侵的部位。

　　有肺部疾病的人，或肺功能不好者要尽量避免在冷风天外出。

　　春季虽然严寒已去，但风邪仍不可忽视，过早减少衣服，不仅会招致风寒，还会给春季流行的各种病毒以可乘之机。

小贴士：除了外邪，我们身体的某些疾病也会对肺造成伤害。如肾阴虚所致的阴虚咳嗽，脾虚所致的痰湿咳嗽，肝火扰肺所致的咳嗽等。

秋燥最易伤肺阴

　　肺脏喜欢清肃濡润，燥气最容易伤肺，特别是秋季，秋阳燥烈，温燥伤肺，很容易使人出现咳嗽少痰、咽干鼻燥、口渴头痛、无汗发热等症状。

　　很多人在发生秋燥咳嗽、声音嘶哑等症状时容易误认为是风热感冒，其实这时的咳嗽与感冒是有差别的。风热感冒除了咳嗽、嗓子疼痛之外，还会有发热、流鼻涕症状出现。对付秋燥咳嗽要注意多喝水，多吃些滋阴润燥的食物，如百合、银耳、杏仁、梨等，以润肺止咳。

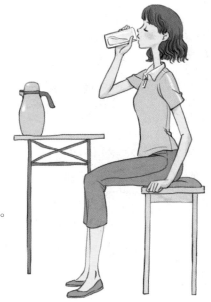

应对秋燥咳嗽要多喝水。

悲伤过度 易损肺气

"愁忧者，气闭塞而不行。"
——《黄帝内经·灵枢·本神》

中医学认为"悲忧为肺志"，悲伤忧愁这种情志变化和肺的关系是很密切的。所以悲伤过度，首先伤肺。《黄帝内经·灵枢·本神》中就说："愁忧者，气闭塞而不行。"

过度悲伤，肺气易伤

肺"主气"。这里的气有两个方面的含义：一是呼吸之气，即吸入大自然的清气，呼出人体内的废气。二是一身之气，即肺将吸入的新鲜空气供应给全身各个脏腑器官，调节全身气机，从而保持全身功能活动充沛有力。当肺为悲的情绪所伤，就会出现呼吸之气与全身之气两个方面的变化。

例如，当一个人因悲伤而哭泣不停，这时他的呼吸往往会加快，我们常说小孩子会哭得"上气不接下气"，这就是因为悲伤而伤了肺，肺气损伤则换气功能减弱，故表现为呼吸加快。

我们还常见到，有时一个人悲哭过度，全身软得像面条一般，旁边的人拉都拉不起来，这就是全身之气都因为肺气损伤而生虚损。

从症状来看，悲伤肺的主要症状是气短、咳嗽有痰或无痰、全身乏力、怕冷、容易感冒，中医称之为"肺气虚"。

肺气虚又会使人易悲伤

肺气虚弱，人的精神也会受到影响，从而很容易产生悲观、自卑等不良情绪，进一步损害肺的健康。

《红楼梦》里的林黛玉就是忧伤肺最典型的例子。身体上的先天虚弱，加之后天家庭情况的变化，造就了她郁郁寡欢的性格，时间一长，悲忧伤肺，最终引发肺痨，哀怨而亡。

加班熬夜 耗损肺阴

现代人工作生活节奏快，偶尔加班熬夜在所难免，但是如果长期熬夜，对身体的损害是非常大的。夜里是身体机能需要充分休息的时段，如果这时不睡觉，运转了一天的身体得不到有效恢复，会对健康带来负面影响。

熬夜伤肺阴

中医认为，肺主肃降，通俗地说，肺有清洁和使人体精微向下输送的功能，这两种功能都需要"水"，也就是肺阴的配合。肺阴充足，才可清洁呼吸道；肺阴充足，才可运输精微。所以，肺性"喜柔润"。

熬夜是一个暗耗阴液的过程，长期熬夜，体内阴液慢慢被消耗，会导致阴虚或加重原有的阴虚。肺阴不足，水不制火，血热内生，就会出现呼吸道干燥、上火等表现，很多人熬夜过后会出现咳嗽无痰、口干咽燥等症状，就是这个原因。

寅时不睡危害大

中医认为，肺经旺在寅时，也就是凌晨的3点至5点。此时不睡觉，肺疲劳工作，不仅不利于器官休整，还会降低或损伤其应有的功能。很多肺病患者如果熬夜，病情往往会在这个时段加重。

补觉补回精神 补不回肺阴

有人说，就喜欢夜里工作，白天补觉就行了。补觉看似缓解了熬夜带来的精神不振等问题，但对于熬夜造成的肺阴损伤并无修补作用。

长期吸烟 削弱肺的抵抗力

吸烟是一种百害而无一益的恶习。烟草中含有上千种对健康有害的物质，肺长时间遭受有害物质的刺激和毒害，不仅会导致肺气功能减退，还会削弱肺的抵抗力，进而诱发多种疾病。

吸烟让身体抵抗力变差

香烟中的有害物质，都伴随烟草燃烧而产生，这些有害物质对于呼吸道而言，是一个相当严重的刺激，特别是有的人气管比较敏感，一遇到这种空气，就会开始咳嗽或喘，剧烈的咳嗽会使呼吸系统发生炎症。此时，人的抵抗力会变差，如果是在流感季节，很容易被感染而发病。

吸烟导致多种疾病

吸烟诱发支气管炎

吸烟产生的刺激性物质在对鼻腔和咽喉产生强烈刺激的同时，也会刺激支气管黏膜，导致急性支气管炎及慢性支气管炎。

吸烟导致慢阻肺

长期吸烟是导致慢阻肺的主要原因之一，烟龄越长、吸烟量越大，发病率越高。而且慢阻肺初期可能没有任何症状，当出现胸闷气短时，病情已经发展到中度或重度，很难再恢复功能。

吸烟导致肺癌

烟草中的很多物质具有较强的致癌作用。调查统计显示，吸烟者患肺癌的风险是不吸烟者的13倍。若每日吸烟在35支以上，则其危险性增至45倍。

长期吸烟还会使白血病、乳腺癌、肠癌的发病概率大幅增加。

二手烟危害不可忽视

研究表明，如果吸二手烟的时间超过15分钟，身体受损就会非常明显。如果长期吸二手烟，身体受到的损害与吸烟并无二致。体质较弱的人，如婴幼儿、儿童等，长期受到二手烟的侵害，更容易诱发疾病。

常吹空调 先伤皮毛后伤肺

吹空调其实并不是什么健康的生活习惯。吹空调时要把门窗都关严实，空气不流通，室内氧气被大量消耗，而呼出的二氧化碳浓度增加，并且温度又很低。常年待在这样的环境下，会让肺功能受损，还会引发多种疾病。

"空调病"表现最明显

常吹空调对健康最明显的伤害就是容易患上"空调病"。"空调病"的表现症状与感冒差不多，就是发热、腹泻、恶心、呕吐，甚至引起哮喘，还会出现鼻塞、皮肤瘙痒、头晕、打喷嚏、耳鸣、乏力、记忆力减退等综合症状。在这些看似平常的症状背后，是对肺的极大伤害。

皮肤病也是吹出来的

长期吹空调首先伤的是皮毛。夏天天热，毛孔会宣开，以便把身体里面的热散出来，人就不会有不适的症状。在很热的时候吹空调，冷气会让毛孔全部紧闭，相当于把人的热全憋在体内，当人从室内出来后，毛孔又都马上打开，再进屋子，毛孔又闭合了……一开一闭，一闭一开，很容易就损伤皮毛的开阖功能，使皮肤的调节功效失去作用，很容易得皮肤病。

现在城市居民患皮肤瘙痒症的特别多，原因之一就是这些人已经把肺主皮毛这个功能损坏了。

另外，出汗是身体的一种正常生理现象，如果常年待在空调屋子里，夏天不出汗，整个人就会憋得慌，浑身刺痒，还会出现焦虑情绪等。

吹空调降低人体抵抗力

开空调的环境较为密闭，容易滋生细菌；空调本身也是灰尘、细菌的聚集处，如果长期不清洗，会滋生各种真菌、病毒。这些有害的微生物在空调里不断繁殖、生长，又被空调风吹送进呼吸道内，会感染呼吸道、肺等呼吸器官，进而降低人体的抵抗力。

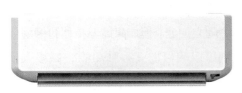

疏于运动 肺活量下降致肺虚

肺活量是指在不限时间的情况下，一次最大吸气后再尽最大能力所呼出的气体量，是反映人体生长发育水平的重要机能指标之一。很多人常常久坐不动，疏于运动，肺活量降低，肺功能也随之下降，久之也会造成肺气虚。

缺乏运动，肺得不到应有的锻炼

我们身体的很多功能是不用则退的，肺也是如此。肺活量与人的呼吸密切相关，我们的日常呼吸属于浅呼吸，长时间的学习、工作，往往会使氧气供应不足，而出现诸如头痛、头晕、胸闷、精神萎靡、记忆力下降等问题。

相反，经常进行体育锻炼的人，肺活量明显提高，中长跑运动员和游泳运动员的肺活量可达6000毫升以上（正常人的肺活量在3000～4000毫升）。仅仅是经常做一些扩胸、振臂等徒手操练习，也能明显增加肺活量。

年龄增长，肺虚日增

年龄对于肺的影响也是不容忽视的。一般人在35岁以后，肺活量开始随着年龄增长逐渐下降，器官老化也会随之加速。但如果能坚持体育锻炼，则可以明显提高心肺功能，减缓人体衰老。许多四五十岁的长跑或游泳运动员，肺活量相当于二十多岁的年轻人，他们的生理年龄也相对年轻。

日常生活中，可以用爬楼的方法来自我检测。例如，25岁时人体心肺功能达到最佳状态，此时如果连续爬4层楼梯，呼吸自然，只是稍感急促，说明肺活量基本正常；如果感觉呼吸困难，喘气厉害，则说明肺活量可能低于正常标准，需要加强锻炼。

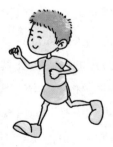

经常进行体育锻炼，可有效增加肺活量，提高心肺功能，减缓衰老。

久病卧床 肺气受损

中医认为，久卧伤肺。久卧易使肺缺乏新鲜空气，降低肺的机能。肺主一身之气，肺功能受损，整个人体的气也会由此而受损，进而引发多种疾病。

久病卧床的人，病好后起床活动时，最明显的感觉就是头晕气短，好多人都以为是营养不足，于是补充各方面的营养，其实这时首要应调养肺气。可以用点人参、黄芪或西洋参煮水喝，再配合补充营养，效果就更好了。

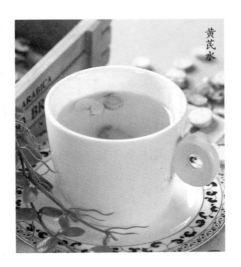

黄芪水

过食苦辣 易伤肺

中医认为，肺属金，辛味入肺。也就是说，适当的辛辣对肺有益，比如患风寒感冒时，适当吃一些辛辣的食物，如喝姜汤、吃葱，出一身汗，会减轻感冒症状，因为感冒多是由于肺气不足、外邪乘虚而入的结果。但辛辣吃多了，也会伤及肺脏，影响肺功能，比如皮肤长痤疮、疖肿或患皮肤病时，医生都会告诫少吃辛辣食物，就是因为过食辛辣会伤肺，进而伤及皮毛。

很多人不禁要问，四川人、湖南人、贵州人常年爱吃辣，为什么他们的肺和皮肤就没有问题？ 这主要与气候有关。这些地区常寒湿，吃辣有助于祛除寒湿，反而能使身体平和。如果气候本来就干燥，就不宜再大量吃辣了。

另外，苦味属火，火能克金，过食苦味易伤肺。因此，不要因为听说苦瓜可以减肥、去火，就一味多吃。中药也多偏苦味，有些人认为中药没有副作用，其实是误解，因此除非医生指导，不可擅自配药服用。

补肺虚，要分清气虚和阴虚

肺气虚 补益肺气

"肺气虚，则鼻塞不利，少气；实则喘喝，胸盈仰息。"

——《黄帝内经·灵枢·本神》

肺气虚证是指肺气虚弱、肺功能活动减弱所表现出的证候。多由久咳耗伤肺气，或久病引起肺虚或气生成不足，或脾虚等所致。

肺气虚症状

咳喘无力、气短，动则尤甚，痰多清稀
声低懒言、面色淡白、神倦疲乏，或有恶风自汗，易感冒
舌淡苔白、脉虚

辨证要点

肺气虚最主要的特点是咳喘，其次是少气、多清痰、胸痛、自汗。

宜食食物

肺气虚者宜食具有补益肺气功效的食物，如山药、栗子、红枣、花生、燕窝、西米、红薯、香菇、鸡肉、泥鳅、蜂蜜、豆浆等。

忌食食物

肺气虚者忌食或少食能损耗肺气的食物，如萝卜子、胡椒、白酒等。

对症方药

治疗肺气虚应以补益肺气为主，中药可选用白果、黄芪、人参、西洋参等。

特效食疗方

山药羊排汤

原料 羊排 500 克，山药 100 克，葱白 30 克，料酒、姜、盐各适量。

做法 将羊排洗净，焯水，山药去皮，洗净后切段。将所有材料（盐除外）倒入砂煲中，加适量水，大火煮沸后撇去浮沫，转小火炖至羊排熟烂，加盐调味即可。

食疗 适用于肺胃气虚所致的咳嗽、四肢无力、气短、身体消瘦、营养不良等。

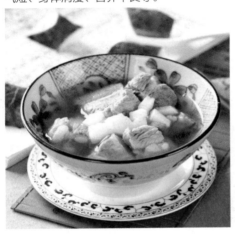

白果鸡肉粥

原料 白果 10 克，鸡脯肉 50 克，粳米 100 克，姜丝、葱花、酱油、盐各适量。

做法 鸡脯肉剁成末，加酱油、姜丝腌好。粳米煮粥，至快熟时加入白果，继续煮 10 分钟，再放入鸡肉末煮熟，加适量盐，撒上葱花即可。

食疗 可补肺气、止咳平喘，适用于小儿咳嗽、肺虚久咳等，也可用于辅助肺结核患者的调养。

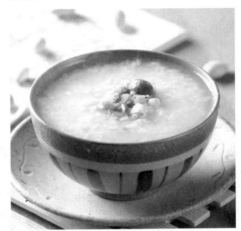

经络调养方

用拇指指尖按揉太渊穴两三分钟，每天 2 次。

太渊穴为肺经原穴，即肺中元气聚集之处。刺激太渊穴，能够有效地促使肺经的气血正常运行，以补肺气之虚。

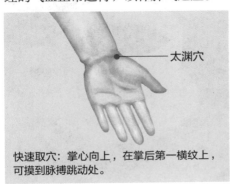

太渊穴

快速取穴：掌心向上，在掌后第一横纹上，可摸到脉搏跳动处。

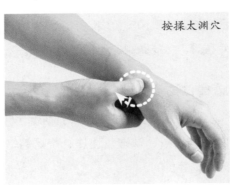

按揉太渊穴

肺阴虚 滋阴润燥，清络保阴

"阴虚则内热。"
——《黄帝内经·素问·调经论篇》

肺阴虚证是津液消耗、肺失濡养而出现的阴津不足甚至宣降失职、虚热内生等临床表现的概称。多由发汗太过、久咳伤阴，或热邪耗伤肺阴所致。

肺阴虚症状

干咳无痰，或痰少而黏，或痰中带血，口干咽燥
形体消瘦，潮热盗汗，颧红，五心烦热
声音嘶哑，舌红少津，脉细数

辨证要点

肺阴虚以肺虚和阴虚内热证共见，其主要特点是咽干、口燥、手足心热、盗汗。

宜食食物

多吃具有滋阴润燥功效的食物，如梨、百合、银耳、荸荠、莲藕、甘蔗、蜂蜜、鸭肉、兔肉、甲鱼、牛奶、鸡蛋等。多吃蔬果，也能清热润肺。

忌食食物

避免进食具有刺激性的食物，如白酒、胡椒、辣椒及油炸、烧烤等辛燥食物等。

对症方药

治疗肺阴虚应以滋阴润燥为主，中药可选用沙参、麦冬、玉竹、川贝母等。

沙参麦冬汤做法：北沙参10克、玉竹10克、麦冬10克、天花粉15克、扁豆10克、桑叶6克、生甘草3克，水煎，取汁300毫升，分2次温服，日服1剂。

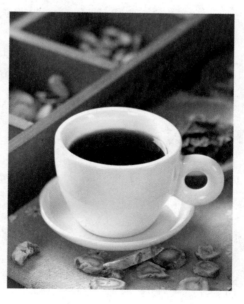

特效食疗方

枸杞山药老鸭汤

原料 山药100克，鸭半只，枸杞子20克，盐适量。

做法 山药去皮，洗净，切块，鸭肉洗净，剁块，焯一下，同放入锅内，加适量水，大火烧开，改小火煮至熟透，加入枸杞子、盐，煮片刻即可。隔日1次，可滋阴补肺。适用于肺虚咳喘、阴虚有热等症。

白鳝沙参汤

原料 白鳝鱼1条，沙参、玉竹各15克，百合24克，百部10克，盐适量。

做法 将白鳝鱼去头、肠杂，洗净切段，与中药共加水适量炖熟，加少许盐调味，吃肉喝汤。每日1剂，连服数日。

桑菊薄荷饮

原料 桑叶、菊花各5克，竹叶、白茅根各30克，薄荷3克。

做法 将上五味药一并放入茶壶内，用沸水温浸10分钟，频饮，也可放凉后饮用。

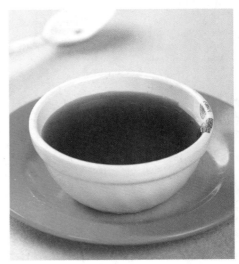

经络调养方

按揉双侧鱼际穴3～5分钟，或双手鱼际对搓直至发热。每天2次。

鱼际穴为肺经荥穴，荥主身热，故刺激此穴能清肺泻火、清宣肺气而治阴虚内热诸症。

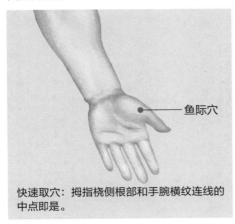

鱼际穴

快速取穴：拇指桡侧根部和手腕横纹连线的中点即是。

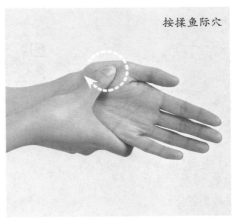

按揉鱼际穴

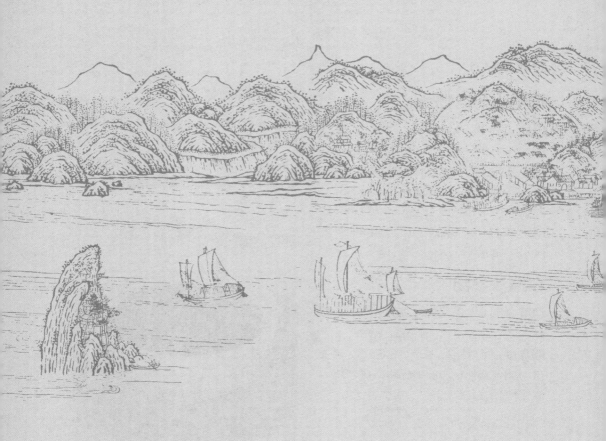

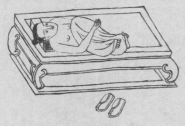

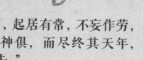

"食饮有节，起居有常，不妄作劳，
故能形与神俱，而尽终其天年，
度百岁乃去。"

——《黄帝内经》

《黄帝内经》
教你养肺护肺怎么吃

　　《黄帝内经》中说："食饮有节，起居有常，不妄作劳，故能形与神俱，而尽终其天年，度百岁乃去。"其中首先提到的就是饮食。饮食是五脏气血赖以生成的物质基础，选对饮食，肺气才能充足，才能抵御外邪而保五脏之健康。

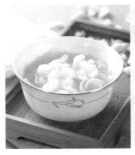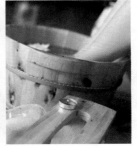

白色食物清肺、润肺、养肺气

"西方白色，入通于肺……其味辛。"
——《黄帝内经·素问·金匮真言论篇》

白色入肺 补肺气

《黄帝内经》认为，肺在五行属金。在五行中，金对应的颜色是白色，因此白色食物可补益肺脏、益肺气。

现代医学研究表明，白色食物的安全性相对较高，多吃白色食品可以调理肺脏功能，提升肺脏免疫力。因为其脂肪含量低，高血压、心脏病等患者食用白色食物更好。

白色代表食物：白萝卜、白菜、冬瓜、菜花、甘蔗、莲藕、鸡肉、鱼、牛奶、豆浆、梨、蘑菇、杏仁、莲子、山药、茯苓、白芝麻、百合、银耳、人参、沙参、西洋参、大米等。

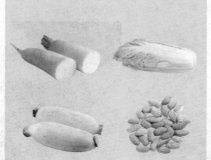

优先选择的 养肺食物

自然界中养肺食物多种多样，如梨、百合、银耳、白萝卜等，日常饮食常摄入，能滋养肺，助力肺保持良好状态。

梨

梨味甘，微酸，性凉，入肺、胃经，具有生津、润燥、清热、化痰的作用。

百合

百合味甘，性微寒，入心、肺经，具有清火、润肺、安神的功效。

银耳

银耳味甘、性平，归肺、胃、肾经，具有滋阴清热、润肺止咳、养胃生津、益气和血、补肾强心、健脑提神、解除疲劳等功效。

白萝卜

白萝卜味甘辛，性凉，归肺、胃经。具有消炎止咳、舒气调肺的作用。

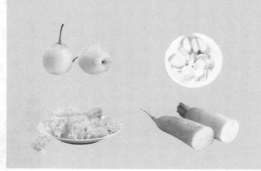

适当吃辣可宣肺气

"四时五脏病，随五味所宜也。"
　　——《黄帝内经·素问·脏气法时论篇》

《黄帝内经》虽然指出了五脏分别适合什么味的食物，但同时也强调"四时五脏，病随五味所宜也。"就是说，随着季节的变化，饮食也应有变化。

辛入肺，可以宣肺气

《黄帝内经》认为"辛入肺"，辛味有宣发的作用，与肺主宣发的性质相似。比如因为肺气不宣所致的风寒感冒，用点辛味药宣通一下，感冒就好了。所以平时吃辛味食物，一般可以治疗感冒，同时开胃下食。

中医所说的辛和我们平常所说的辣还不完全等同，辣属于辛，但辛味更广泛些，具有发散、行气作用的一般都属于辛味。如常见的姜、葱、花椒、辣椒以及中药里的薄荷、荆芥、川芎等都属于辛味。

中医最讲究调和，吃什么食物都有一个"度"的问题。《黄帝内经·素问·宣明五气篇》就说："辛先入肺""辛走气，气病，无多食辛"，即适度食辛补肺气，过度反伤肺气。过度食用辛辣，一是容易上火，导致肺胃蕴热，轻者长痤疮，重者口舌生疮、流鼻血等；二是耗气伤津，容易造成身体干燥，使皮肤粗糙、口干舌燥等。

夏季要适当减苦增辛

夏季炎热，我们会吃些苦味的食物来清热泻火，但过量食苦也是不利健康的。唐代药王孙思邈在《千金要方》中指出："夏七十二日，省苦增辛，以养肺气。"按中医的五行说，肺属金，而火克金，夏季本来就心火旺易导致肺虚，多吃苦会助心气而制肺气，对肺更不利。此时不妨多吃点辛味，以避免心气偏亢，同时有助于补益肺气。

所以说，民间常说的"夏吃姜"其实是很有道理的。姜属于辛味，另外，还可以吃葱白、蒜、辣椒等味道偏辣的食物。辣椒过于辛辣，要适当控制。

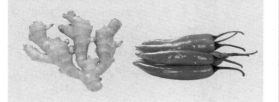

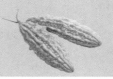

养肺必吃的 23 种食物

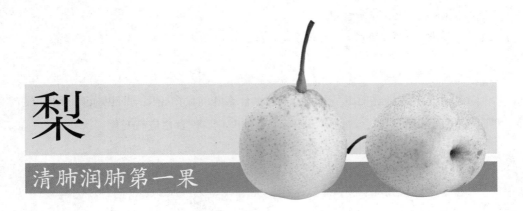

梨

清肺润肺第一果

中医认为，梨味甘，微酸，性凉，入肺、胃经，具有生津、润燥、清热、化痰、解酒的作用；可用于热病伤阴或阴虚所致的干咳、口渴、便秘等症，也可用于内热所致的烦渴、咳喘、痰黄等症。

儿童吃梨能止咳润肺、消食开胃，对咳嗽、厌食有缓解作用。

秋天吃梨对缓解秋燥干咳有很好的作用。

食疗方

上呼吸道感染：可生食梨。民间有"生者清六腑之热，熟者滋五脏之阴"的说法。生吃梨能明显解除上呼吸道感染所致的咽喉干、痒、痛、音哑，以及便秘、尿赤等症状。

喉炎干涩、声音嘶哑：将梨榨成梨汁，或加胖大海、冬瓜子、冰糖各少许，煮饮，可滋润喉头、补充津液，对天气干燥所致的喉炎干涩、声音不扬有缓解作用。

肺燥咳嗽：将梨与冰糖、银耳、百合一同炖煮食用，具有非常好的润肺止咳功效。

肺炎：梨250克与莲藕150克，切碎，榨汁饮用。

慢性气管炎、支气管炎：白梨500克，去皮切碎，加百合、白糖各250克，拌匀，隔水炖至黏稠。常服对慢性气管炎、支气管炎等呼吸道疾病有辅助疗效。

> 烹饪小贴士：煮梨水时，最好以梨肉变透明为度，不宜久煮。可以洗净连皮切块一起煮，止咳效果更好。

食用禁忌

! 梨性凉，不宜冷藏后食用，以免加重咳嗽。

! 梨性偏寒助湿，慢性肠炎、胃寒者要少吃梨，以免加重症状。

! 经期女性应忌食或少食。可以煮熟再吃。

! 梨含糖量较高，糖尿病患者慎食。

! 梨有利尿作用，夜尿频者睡前少吃梨。

养肺厨房

鸭梨杏仁清热饮

原料 鸭梨150克，甜杏仁10克，冰糖10克。

做法 1. 将鸭梨去皮、核，切片备用；甜杏仁去皮、尖，备用。

2. 将梨、杏仁、冰糖一同放入砂锅内，加适量清水煎煮半小时，取汁待凉饮用。

食疗 具有良好的清热补肺、止咳化痰之功；尤其适用于老年人肺虚，肺气肿，肺功能不佳所致胸闷气短、干咳无痰或咳痰咯血等症。

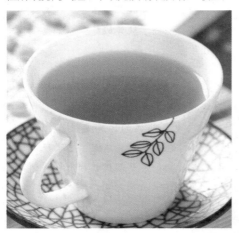

北杏炖梨

原料 梨500克，苦杏仁10克，白砂糖10克。

做法 1. 将杏仁用温水浸泡，去皮、尖，放入深碗内。

2. 将梨洗净，切四瓣。

3. 放入白糖，加水适量，上锅隔水炖熟。

食疗 有润肺止咳、清热解毒、润肠通便的功效，尤其适合秋燥便秘者食用。

银耳百合炖雪梨

原料 梨500克，干银耳5克，干百合10克，枸杞子10克，冰糖10克。

做法 1. 梨削去皮、核，切成块；银耳、百合、枸杞子分别用水洗净；干银耳用水泡发后撕成小朵。

2. 把银耳放入炖盅内，加入清水，用大火烧开，盖好盖，改用小火炖1小时。

3. 待银耳软烂时，揭去盖，再放入洗好的百合、枸杞子、冰糖及雪梨块，加盖继续用小火炖30分钟左右，待梨块软烂时即可食用。

食疗 止咳润肺，尤其适合患有支气管炎、支气管扩张的患者服用。秋季常食，可解秋燥、防咳嗽。

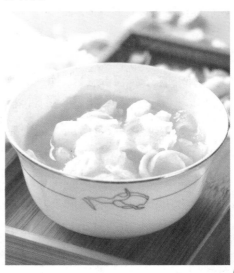

百合

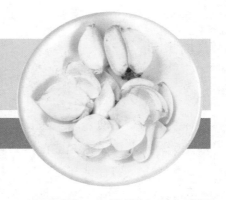

滋阴润肺首选菜

中医认为，百合味甘，性微寒，入心、肺经，具有清火、润肺、安神的功效，为药食兼用的滋补佳品；可用于热病后余热未消、虚烦惊悸、神志恍惚和肺痨久咳、咯血、肺脓疡等症。

中医有一个名方叫作"百合固金汤"，主要成分就是百合（其他成分为生地黄、熟地黄、玄参、贝母、桔梗、芍药、当归、麦冬、甘草等），标本兼顾，性味平和，适合于老年咳喘有虚火者。

中医使用的是干百合，鲜百合作为蔬菜食用，具有同样的功效。

食疗方

养阴润肺：鲜百合适量洗净，蒸熟食用。

秋燥便秘：百合60克，蜂蜜30克放碗内拌匀，入锅隔水蒸熟食用。

肺燥咳嗽：百合30克煮汤，加适量蜂蜜食用。适用于秋冬肺燥咳嗽、咽干、肺结核咳嗽、痰中带血、老年人慢性支气管炎干咳及大便燥结等症。

慢性支气管炎：荸荠30克，雪梨1个，去皮捣烂切碎，与百合15克、冰糖适量煮熟烂，放温后食用。适用于慢性支气管炎属阴虚者。

干咳热喘：取百合100克，花生仁100克，加猪肺500克煮烂，加糖或加盐调味均可，经常食用可收滋阴养肺之效，治干咳热喘。

各种原因引起的慢性咳嗽：取百合30克，与粳米一同煮粥，每日1次。

中医提示：风寒咳嗽与风热咳嗽

风寒咳嗽：表现为咳声重浊、气急、喉痒、咳痰稀薄色白，常伴鼻塞、流清涕、头痛、肢体酸楚、恶寒发热、无汗等症。

风热咳嗽：表现为咳痰不爽、痰黄或黏稠、喉燥咽痛，常伴恶风身热、头痛肢酸、鼻流黄涕、口渴等症。

二者最明显的区别是风寒咳嗽恶寒无汗，风热咳嗽发热重、恶寒轻，可有发热汗出；再就是痰的颜色和稀稠不同，风热咳嗽痰稠色黄，风寒咳嗽痰稀色白。

食用禁忌

⚠ 百合性微寒，虚寒出血、脾胃不佳、腹泻者均不宜食用。

⚠ 百合不宜多食，多食反会伤肺气。

⚠ 百合含秋水仙碱，摄入过多或未熟食用易引起中毒反应，引起呕吐、腹泻等症状。

⚠ 风寒所致的咳嗽不宜食用百合。

养肺厨房

百合莲子粥

原料 粳米100克，干百合25克，莲子25克，枸杞子15克，冰糖30克。

做法 1. 干百合用刀背碾碎；莲子、枸杞子用热水稍泡；粳米淘洗干净，用冷水浸泡半小时。

2. 锅中放水，先放入粳米、百合烧开后，再放入莲子，改用小火继续熬煮至粥成，加入枸杞子、冰糖略煮即可。

食疗 滋阴润燥，助消化，清心安神。适用于阴虚燥咳、夜卧不宁等症。

鲜百合蒸老鸭

原料 鸭1只，鲜百合150克，料酒20毫升，盐适量。

做法 1. 鸭子去除内脏，洗净，沥干。

2. 将鲜百合洗净，放入鸭肚内，淋上料酒，撒入盐，然后将鸭头弯入腹内，用白线将鸭身扎牢。

3. 用大火隔水蒸1小时，至鸭肉酥烂时离火。

食疗 滋阴补血，清降虚火，敛肺止咳，尤其适用于痰中带血丝、支气管扩张有少量咯血、热咳无痰、慢性支气管炎等症。

百合银耳羹

原料 香蕉2根，干银耳15克，鲜百合120克，枸杞子5克，冰糖适量。

做法 1. 干银耳泡发，去蒂及杂质后撕成小朵，加适量水放在蒸笼蒸半小时后，取出备用。

2. 鲜百合洗净去蒂，撕成片；香蕉去皮、切片。

3. 将所有材料放入炖盅中，放入蒸笼蒸半小时即可。

食疗 补血养阴，滋润养颜，润肺益气。肺气不足、咳喘者可经常食用。

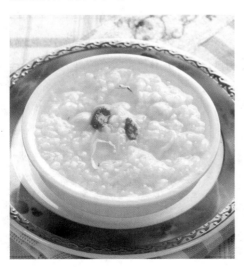

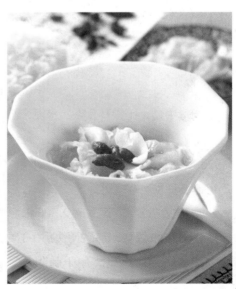

银耳

润肺生津赛燕窝

银耳味甘、性平，归肺、胃、肾经，具有滋阴清热、润肺止咳、养胃生津、益气和血、补肾强心、健脑提神、解除疲劳等功效。《本草问答》认为，"白耳（银耳）润肺生津，主攻生津、活血、滋阴补阳。"用于虚劳咳嗽、痰中带血、津少口渴、病后体虚、气短乏力。

银耳富有天然胶质，加上它的滋阴作用，长期服用可以润肤，并有祛除脸部黄褐斑、雀斑的功效。

银耳还是富含膳食纤维的减肥食品，其膳食纤维可助胃肠蠕动，减少脂肪吸收。

食疗方

咽喉干痛：干银耳5克，水发，小火煮15分钟，加入胖大海1枚，续煮5分钟，加入蜂蜜饮用。可清热利咽，还可润肠通便。

肺燥咳嗽：糯米30克，干银耳5克，水发，雪梨50克(切块后下)煮粥食用。可润燥止咳，用于肺阴不足或放疗而致干咳、气短、消瘦、五心烦热、便秘尿黄等。

肺阴虚损：干银耳5克，水发，小火煮30分钟，加入菊花5克、冰糖少许，饮汤食银耳。可用于肺阴虚损、口干舌燥、痰稠不利、咽喉肿痛等症。

便秘：干银耳10克，水发，冰糖适量，加水分3次用陶罐煨开，早、中、晚分3次食用。可润肠通便。

食用禁忌

⚠ 外感风寒、出血症、糖尿病患者慎用。

⚠ 银耳干品以色白微黄、朵大体轻、有光泽、胶质厚为佳品。过白的银耳可能使用化学制剂处理过，不宜食用。

烹饪小贴士：最好用温水泡发银耳，开水温度较高，容易烫失掉大量的营养成分。银耳泡发后体积会增大很多，故每次的量不宜过大，5～10克即可。熟银耳容易变质，不宜久放。

养肺厨房

银耳炖木瓜

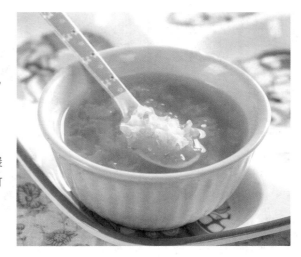

原料 干银耳15克，中等大小木瓜1只，冰糖适量。

做法 1. 将干银耳用清水浸透发开，洗净；木瓜削皮去子，切成小块。

2. 将银耳、木瓜、冰糖一起放入炖煲内，加适量开水炖煮20分钟后即可食用。

食疗 养阴润肺、美容。

银耳山楂羹

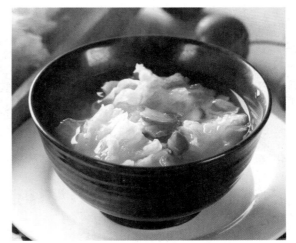

原料 干银耳15克，山楂40克，白糖适量。

做法 1. 干银耳泡发洗净；山楂洗净。

2. 银耳放入锅中，加入适量清水，大火煮沸后改用小火炖1小时，放入山楂和白糖，炖至银耳熟烂即可。

食疗 滋阴养胃、润肺。

番茄银耳小米粥

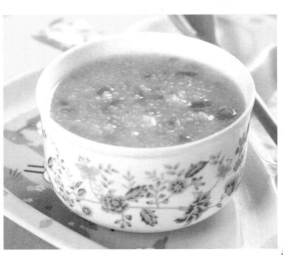

原料 番茄100克，小米50克，干银耳10克，冰糖适量。

做法 1. 将小米放入冷水中，浸泡1小时。

2. 番茄洗净切成小片，干银耳用温水泡发，除去黄色部分后切成小片。

3. 将银耳放入锅中加水烧开后，转小火炖烂，加入番茄、小米一起煮，待小米煮稠后加入冰糖，溶化即成。

食疗 滋阴养胃、润肺。

白萝卜

清肺化痰胜中药

白萝卜味甘辛，性凉，归肺、胃经。具有通气导滞、宽胸舒膈、健胃消食、止咳化痰、除燥生津、解毒散瘀、利尿止渴的作用。可缓解腹胀停食、咳嗽痰多等症状。

白萝卜生吃能清肺热、止咳嗽，其辛辣成分可促进胃液分泌，调整胃肠功能，具有较好的消炎止咳、舒气调肺的作用。可辅助治疗热病口渴、肺热咳嗽、痰稠等症。熟吃则能润肺化痰。

食疗方

咳嗽有痰： 白萝卜100克煮汤，冲泡茶叶饮用。可清热化痰、理气开胃。

咳嗽发热： 梨1个，去核、留皮、切片，白萝卜半根切片，一起炖熟，再放入少量冰糖即可。是咳嗽病人很好的辅助治疗食品，对咳嗽伴有发热者更为有效。

咳嗽痰稀： 白胡椒5克，白萝卜100克，生姜3片，陈皮5克，煎汤服用，适用于咳嗽痰清稀多泡沫。

久咳不止： 白萝卜半个，切片，用清水煮，熟后将水滤出，待稍凉后服用。对咳嗽不止，晚上难以入睡有很好的缓解作用。连续喝几天，对促进咳嗽痊愈有效。

咽喉痛： 萝卜汁200克，青果5个，煎汤当茶饮，每日数次。

醉酒： 用白萝卜捣汁代茶饮用，或将白萝卜切成丝加适量米醋或白糖拌匀后食用。也可食生白萝卜，都可收醒酒之效。

食用禁忌

❗ 胃溃疡、十二指肠溃疡、慢性胃炎、单纯甲状腺肿大、先兆流产、子宫脱垂等患者应少吃白萝卜。

> **烹饪小贴士：** 白萝卜皮含有芥辣素，可以消炎、杀菌，此外还有顺气、化痰、止咳的功效。所以吃白萝卜时最好不要去皮。

养肺厨房

莲藕拌萝卜

原料 莲藕400克，白萝卜、胡萝卜各50克，青椒50克，盐、白砂糖、白醋各适量。

做法 1. 将莲藕去皮洗净切薄片，用清水略泡，捞出控水；胡萝卜、白萝卜洗净，切细条，加盐拌匀，腌软；青椒去蒂、子洗净，切细丝。

2. 将莲藕片、萝卜条、青椒丝加盐、白糖、白醋拌匀即可。

食疗 清热润肺，止咳消痰。

白萝卜烧兔肉

原料 兔肉100克，白萝卜100克，香油5克，香菇、蒜、姜、葱、生抽、盐、料酒、骨汤、胡椒粉各适量。

做法 1. 将兔肉切成块；蒜切末；香菇洗净、切小块；姜切片、葱切段；白萝卜切滚刀块，同兔肉入开水焯一下，捞出过凉。

2. 锅内注油烧热，下葱姜蒜、香菇、萝卜块、兔肉煸炒，烹入料酒、生抽，加盐、骨汤，慢火煮至汁将干时，撒胡椒粉，淋香油，出锅即可。

食疗 滋阴健脾。阴虚内热、受热咳嗽者可经常食用。

白萝卜海带汤

原料 海带30克，白萝卜250克，盐、蒜末、香油各适量，香菜末少许。

做法 1. 将海带用凉水浸泡12小时，浸泡时换水几次，洗净后切成丝。白萝卜洗净，连皮及根须切成条。

2. 将白萝卜与海带一起放进砂锅，加水足量，用大火煮沸后，改用小火煮至萝卜条酥烂，加盐、蒜末拌匀，淋入少许香油，撒少许香菜末即可。

食疗 清热化痰，适用于咳嗽吐黄痰者。

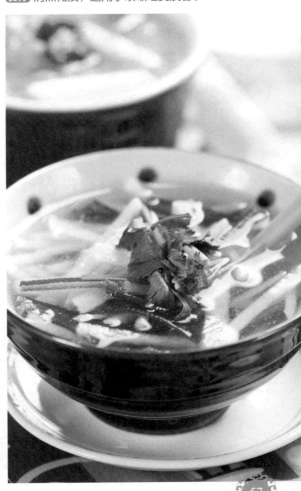

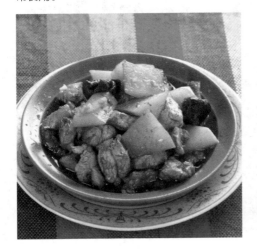

山药

补气润肺、镇咳祛痰有良效

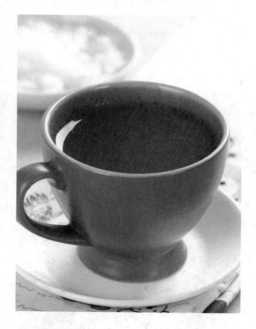

山药味甘，性平，归肺、脾、肾经，具有补气润肺、镇咳祛痰、平喘的功用，既可煎汁当茶饮，又可煮粥喝，对虚性咳嗽及肺痨发热患者都有很好的辅助疗效。

春季天气较枯燥，易伤肺津而致阴虚，出现口干、咽干、唇焦、干咳等症，此时食用山药最为适合。

常吃山药能健脾、益胃、补肾，对于脾胃虚弱、饮食减少、便溏腹泻，及肾气亏耗所致腰膝酸软等症都有调理作用。

食疗方

久病咳喘：鲜山药60克，切碎，捣烂，加甘蔗汁半碗和匀，炖熟服用。能润肺化痰。用于久病咳喘、痰少或无痰、咽干口燥等。

虚热咳嗽：将山药、薏苡仁各60克，与麦冬10克，加水煮至熟食用。用于肺肾阴虚之食少虚热、咳嗽。

肺纤维化：每日取山药100克，去皮切碎煮熟食用，每天1次，连用2个月。对肺纤维化、肺功能减退有食疗作用，适合各种肺病患者食用。

烹饪小贴士：山药皮中所含的皂角素和黏液里含的植物碱，少数人接触后会引起过敏而发痒，所以过敏体质者处理山药时应戴手套，避免直接接触皮肤。

养肺厨房

山药扁豆粥

原料 鲜山药、粳米各30克，白扁豆15克。

做法 1. 山药去皮，洗净，切片；粳米、白扁豆分别洗净，一同放入锅中。

2. 锅中加入适量清水，大火煮沸后，放入山药片，煮沸后改用小火继续煮至粥黏稠即可。

食疗 补脾益胃，润肺止咳。适用于脾虚泄泻、肺虚咳喘等症。

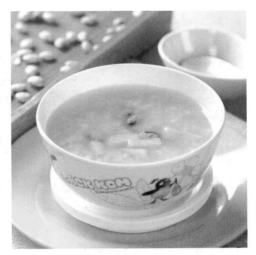

枸杞子拌山药

原料 山药300克，枸杞子10克，柠檬1个。

做法 1. 将枸杞子洗净，放入热水中浸泡10分钟；柠檬榨汁备用。

2. 山药去皮，洗净，切条，放入含柠檬汁的冷水中浸泡两三分钟。

3. 将山药、枸杞子捞出沥干，放入盘中即可。

食疗 滋阴补肺。适用于肺虚体热、咳嗽气喘及各种肺阴亏虚之证。

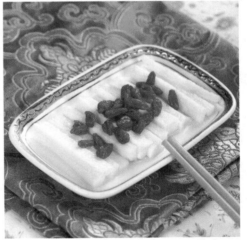

山药木耳排骨汤

原料 山药50克，木耳（干）5克，老姜4片，排骨200克，米酒200毫升。

做法 1. 先将木耳用温水浸泡1小时，去蒂，撕开；排骨焯水后洗净沥干；山药去皮洗净，切块。

2. 锅加热放油，放入老姜爆香，加入适量沸水，放入木耳、排骨、山药、米酒一同煮沸，小火炖煮45分钟即可。

食疗 清肺润肺、补气健脾、通乳、排毒。

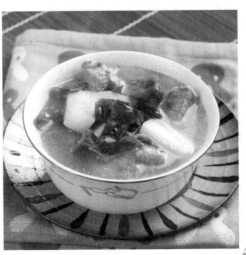

莲藕

清热润肺好帮手

莲藕味甘、性寒，归心、脾、胃经，具有清热润肺、生津、散瘀、止血的功效，主治肺热咳嗽、烦躁口渴、食欲不振。此外，莲藕还富含铁、钙等矿物质，植物蛋白质、维生素及淀粉含量也很丰富，有很好的补益气血、增强人体免疫力的作用。

秋季空气干燥，人容易烦躁不安，多吃莲藕可开胃清热、润燥止渴、清心安神。

食疗方

肺热咳嗽：取新鲜的莲藕和雪梨，洗净，切成小块，放入榨汁机里榨成汁，加入适量白糖饮用。具有化痰止咳、清肺润燥之功效，适用于肺热燥咳、咽喉口干者，尤其是儿童。

咳嗽胸闷：将藕节部分洗净，切碎，榨汁饮用，可止咳和消除胸闷。

支气管炎：鲜藕洗净，榨汁饮用。可辅助治疗慢性支气管炎。对晨起时痰中带血丝及晚上声音嘶哑者，也有良好效果。

慢性咽炎：将鲜藕洗净，榨汁100毫升，加蜂蜜20毫升，调匀服用。每日一次，连服数日。可消炎止痛，辅助治疗慢性咽炎。

秋燥鼻出血：秋季容易鼻出血者，每日早晚各饮1杯鲜藕汁，效果良好。

醉酒疲劳：将藕汁与生姜汁一起饮用，1日2次，每次1小杯，能迅速解除醉酒引起的疲劳。

食用禁忌

❗ 虚胃寒者、易腹泻者、孕妇不宜生食。

❗ 莲藕生吃或凉拌，清热润肺效果最好。但生吃一定要注意卫生，用沸水焯一下，因为莲藕生长在泥中，很容易带有寄生虫。

> **烹饪小贴士：**煮藕时忌用铁器，以免使藕在烹饪过程中变黑。莲藕切面部分容易腐烂，所以一次食用完最好。或者在切口处覆以保鲜膜冷藏。

养肺厨房

凉拌藕片

(原料) 莲藕1段、生抽、盐、葱、姜、蒜各适量。

(做法) 1.将莲藕洗净去皮，切片，用开水烫一下，控去水分，装入盘内；葱切末、姜切丝、蒜切片。

2.在藕片上放上葱花、姜丝、蒜片，加入生抽、盐，拌匀即成。

(食疗) 养肺补血、清心安神。

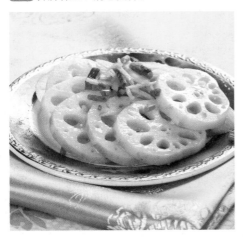

海带排骨莲藕汤

(原料) 排骨400克，莲藕1段，水发海带150克，葱2段，姜3片，盐、料酒、胡椒粉、料酒各适量。

(做法) 1.排骨剁成小段，洗净；藕去皮，洗净，切块；海带洗净，切成条，打成海带结。

2.锅置火上，倒入适量清水，烧沸，倒入料酒，放入排骨段汆至水再次沸腾，撇去浮沫，捞出。

3.将排骨放入砂锅中，加入姜片、葱段，倒入开水煮20分钟。

4.放入藕块、海带结，加盐、胡椒粉，继续炖20分钟即可。

(食疗) 滋阴健脾，泄热利水，止咳平喘。适用于阴虚内热、咳喘、水肿等症。

黑豆莲藕鸡汤

(原料) 母鸡1只（约1000克），黑豆15克，莲藕500克，红枣（干）12克，葱3段，姜3片，盐、白胡椒粉、料酒各适量。

(做法) 1.将鸡洗净，去掉内脏，把鸡爪放入鸡腹中；藕去皮洗净，切块；枣去核，洗净。

2.黑豆用水泡2小时，捞出放入锅中大火干炒，炒至黑豆皮裂开后立刻放入清水中洗去浮皮，捞出备用。

3.将鸡放入开水锅里，加料酒焯去腥味，捞出，放进清水里洗净，再放入开水锅里，加入葱段、姜片、黑豆、红枣、藕块，大火煮开后改用小火炖1.5小时，加白胡椒粉、盐调味即可。

(食疗) 滋阴健脾。适用于脾肾阴虚之咳嗽、哮喘。

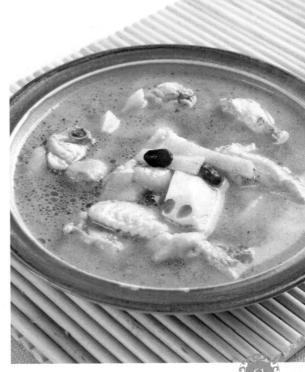

荸荠

生津润肺、防燥

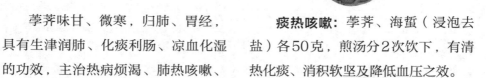

荸荠味甘、微寒，归肺、胃经，具有生津润肺、化痰利肠、凉血化湿的功效，主治热病烦渴、肺热咳嗽、痰浓黄稠等症，与莲藕榨汁共饮效果更佳。儿童和发热病人最宜食用。

食疗方

热病伤阴： 取荸荠汁、梨汁、藕汁、芦根汁、麦冬汁各适量混匀，煮沸饮服，每日一两剂。可养阴生津，适用于热病后津伤口渴，及糖尿病消渴。

积食咳嗽： 荸荠、白萝卜各等量，洗净，切碎，用水煎服，每日一两剂。可消积化滞，适用于食积不消、脘腹胀满、儿童积食咳嗽。

肺燥干咳： 荸荠、雪梨各等量，洗净去皮，榨汁饮服，每日一两剂。可生津润肺，辅助治疗肺燥胸痛、干咳少痰。

咽喉肿痛： 将荸荠洗净去皮，绞汁冷服，每日150克，分2次饮服。

痰热咳嗽： 荸荠、海蜇（浸泡去盐）各50克，煎汤分2次饮下，有清热化痰、消积软坚及降低血压之效。

鼻出血： 取荸荠250克、生藕150克、白萝卜100克，洗净切片，煎水代茶饮服。

胃脘痛： 荸荠200克，红枣10枚，加清水煮熟后服食，每日1剂。可清胃泻火、化瘀止血，适用于胃脘灼痛、大便色黑、口苦口臭、小便黄短等。

食用禁忌

⚠ 荸荠性寒，脾胃虚寒、大便溏泄和有血瘀者不宜食用。

⚠ 小儿消化能力弱，除非发热不宜多食。

> **烹饪小贴士：** 荸荠生长于泥中，容易带有微生物，故最好煮熟再食用，特别是儿童，不宜生食荸荠。

养肺厨房

荸荠豆浆

原料 荸荠300克，豆浆250克，白砂糖25克。

做法 荸荠用清水洗去泥沙，在沸水中烫约1分钟，放在臼内捣碎，再用洁净的纱布绞汁待用；生豆浆放在锅内，置中火上烧沸后，掺入荸荠汁，待再沸后，即可离火，倒入碗内，加白糖搅匀即成。

食疗 润燥补虚、清肺化痰。对于肠热便秘、肺热咳嗽、胃热口渴等症有一定的辅助疗效。

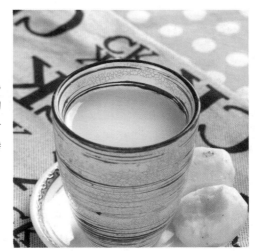

荸荠百合羹

原料 鲜百合200克，荸荠200克，梨1个，冰糖适量。

做法 1. 把百合瓣片剥开、洗净，荸荠去皮，切片，梨去皮，切片备用。

2. 砂锅中加水，将荸荠、梨、百合、冰糖入锅。

3. 大火烧开后改小火炖45分钟即可。

食疗 清热止渴、利咽明目、化痰祛湿。适用于发热咳嗽。

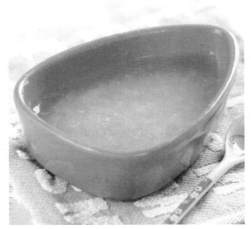

番茄荸荠饮

原料 荸荠200克，番茄200克，白砂糖30克。

做法 1. 荸荠洗净，去皮，切碎，放入榨汁机中榨汁。

2. 番茄洗净，切碎，也用榨汁机榨成汁。

3. 将番茄、荸荠的汁液倒在一个杯中混合，加入白糖搅匀即成。

食疗 清热止渴、润肺止咳。最宜夏季发热咳嗽或秋燥咳嗽饮用。

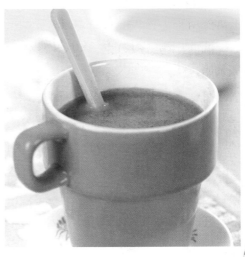

冬瓜

润肺生津、利水消痰

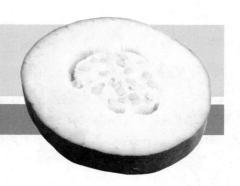

冬瓜性寒、味甘，归肺、小肠经，具有润肺生津、清热解暑、除烦止渴、利水消痰的功效。湿热体质者若有水肿、胀满、痰热咳喘、暑热烦闷、消渴、湿疹、疖肿等均可食用。此外，冬瓜还可解酒。

食疗方

小儿咳嗽：取经霜打过的冬瓜皮，煮汤，放温后加少许蜂蜜，饮服，每日1次；或取冬瓜子10克，加红糖捣烂研细，开水冲服，每日服两次。适用于小儿肺热咳嗽，成人也可用。咳止即停用。

肺痈：冬瓜子60克，芦根30克，水煎服。

气管炎：冬瓜250克，去皮、去子、去瓤，切成薄片，加冰糖30克，炖熟食之，晚上临睡前食之为佳。

声音嘶哑：冬瓜子、胖大海各适量，用水煎服。

妊娠水肿：冬瓜不拘量，煮汁饮用或取冬瓜皮煎汤服。

鼻内生疮：冬瓜120克(或冬瓜子30克)，薏苡仁30克，煎汤代茶饮。

荨麻疹：冬瓜皮适量，水煎服，兼外洗。

乳汁不通：冬瓜皮30克，鲢鱼1条，共煮食。

晕眩：冬瓜子400克，焙干研末，每日早、晚各服1次，每次20克。

烧烫伤：冬瓜皮适量，焙干研末，香油调匀，涂敷患处。

肝硬化腹水：冬瓜1个，打碎煮烂，纱布过滤取汁。每日服3次，每次服50毫升，可减轻肝硬化腹水症状。

> **烹饪小贴士：**烹饪冬瓜时不要加醋，以免冬瓜中的营养成分被醋破坏。
>
> 如果想通过食用冬瓜达到解热利尿的效果，需连皮一起煮汤，效果更明显。
>
> 冬瓜和海带搭配能辅助降血压、降血脂，有妊娠高血压和妊娠糖尿病的孕妇不妨多吃。

食用禁忌

⚠ 脾胃虚寒者不宜多食冬瓜。

⚠ 冬瓜鲤鱼汤有较强的利水作用，无水肿者不宜多食。

养肺厨房

冬瓜排骨汤

（原料）排骨800克，冬瓜500克，姜4片，葱1根，盐适量。

（做法）1. 将排骨洗净，斩成段；冬瓜去皮切块；葱切葱花。

2. 把排骨放入高压锅内，加冷水没过5厘米，大火煮沸后改小火煮20分钟，闻到排骨香味时关火。

3. 待高压锅排气后，将冬瓜块放入，再放入盐、姜片，用中火煮10分钟，出锅后撒上葱花即可。

（食疗）清热利湿，降脂降压，通利小便。适用于湿热内盛所致的咳嗽、小便不利等。

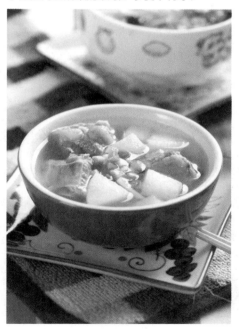

冬瓜虾仁汤

（原料）虾150克，冬瓜250克，盐适量。

（做法）1. 将虾去壳，去虾线，洗净沥干；冬瓜去皮，洗净，切成小块。

2. 将冬瓜入锅，加水适量，煮5分钟，加入虾仁继续煮5分钟，加入适量盐调味即可。

（食疗）利水、消肿、化痰。适合发热咳嗽者。

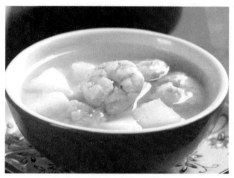

冬瓜小丸子

（原料）冬瓜500克，肉末250克，葱末、姜末、盐、水淀粉、酱油各适量。

（做法）1. 冬瓜洗净，除去皮和瓤，切成片。

2. 肉末放入盆内，加入葱姜末、盐、水淀粉，搅拌均匀，捏成丸子后，放入七八成热的油中，炸成金黄色，捞出待用。

3. 锅内留少许油，加入冬瓜煸炒，然后加入适量水、酱油和盐，最后将炸好的丸子放入锅中，烧至冬瓜酥烂入味即可。

（食疗）利水化湿。适用于体内有湿、咳嗽、水肿者。

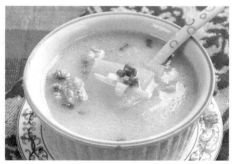

竹荪

补气养阴、润肺止咳、化痰

竹荪性凉，味甘，归肺、胃、肾经，具有补气养阴、润肺止咳、化痰、清热利湿及减少腹壁脂肪囤积的功效，对高血压、高血脂、高胆固醇、冠心病、动脉硬化及肥胖症等有食疗效果。

竹荪富含多种人体必需的营养物质，能提高机体的免疫力。

食疗方

阴虚发热咳嗽： 干竹荪20克，干银耳5克，温水泡发洗净，与冰糖30克共煮熟（不要将竹荪煮得过烂）食用。可清热生津、润肺止咳，适用于各种咳嗽，对阴虚干咳尤为有效。

肺燥干咳： 水发竹荪100克，猪瘦肉250克。将二者洗净，切片；先油爆猪肉半分钟，再倒入竹荪，加适量水和盐，煮熟即可。此菜润肺益胃，可缓解肺燥干咳、口渴、食欲不振等。

气虚阴亏： 猪肚500克洗净，煮熟切片；竹荪(干)20克泡发切片。将肚片下锅炒片刻，加入竹荪，加适量盐、料酒稍焖，加入葱段、姜片焖熟即可。可益胃补中，适用于气虚阴亏者食用。

肺虚咳嗽： 党参20克煎取汁液，干竹荪20克泡发，加清水、盐、葱姜汁、熟猪油、党参汁和青菜叶，烧开即成。可补气益肾、养血生津、降压、降脂、降胆固醇。适用于久病气虚、肺虚咳嗽及高血压、高脂血症患者食用。

> **烹饪小贴士：** 干竹荪烹制前应先用淡盐水泡发10分钟，剪去菌盖头（封闭的一端）。长裙竹荪质量较差，泡发后伞端（网状部分）容易烂且菌柄壁薄，故须严格控制泡发时间；短裙竹荪更加厚实，口感更脆。

食用禁忌

⚠ 竹荪性凉，脾胃虚寒者、腹泻者不宜多吃。

⚠ 在众多的竹荪品种中，有一种黄裙竹荪，也叫杂色荪，菌裙的颜色为橘黄色或柠檬黄色，这种黄裙竹荪有毒，不可食用。

⚠ 不要选择颜色过于洁白的，有可能是经过硫黄熏烤的。优质竹荪颜色微微泛黄，陈年的竹荪颜色会更黄。

养肺厨房

竹荪鹅肉汤

原料 鹅肉300克，水发竹荪200克，水发香菇50克，料酒、盐、酱油、高汤、葱花、姜片、桂皮各适量。

做法 1. 水发竹荪切去两头，洗净，切段；水发香菇洗净，切块；鹅肉洗净，切块。

2. 锅置火上，放植物油烧热，加入葱花、姜片煸香，加鹅肉块煸炒至变色，加入竹荪段、香菇块煸炒片刻，加入料酒、酱油、桂皮、盐、高汤烧沸，转小火焖炖至鹅肉熟而入味即可。

食疗 益气补虚，适用于虚劳咳嗽、身热及久病体虚。

山药竹荪炒豆芽

原料 绿豆芽200克，山药(干)20克，竹荪(干)10克，大葱、姜、盐各适量。

做法 1. 将竹荪用清水发透，洗净并撕成条；豆芽洗净，去须根；山药洗净后上笼蒸软；姜切成片，葱切成段。

2. 将锅置大火上烧热后加油，待油烧至六成热时，加入姜片、葱段爆香。

3. 放入绿豆芽、竹荪、山药、盐炒熟即成。

食疗 清热解毒、降血压，适用于热病所致干咳、咽干肿痛，也适合肝肾阴虚型高血压患者食用。

竹荪鸭汤

原料 水发竹荪150克，鸭半只，盐适量。

做法 1. 将鸭子洗净，除内脏，剁块；竹荪洗净切块。

2. 用高压锅将鸭肉炖至八成熟，加入竹荪，放盐炖熟即可。

食疗 补气养阴、润肺清热，适合阴虚肺热、体弱气喘者食用。

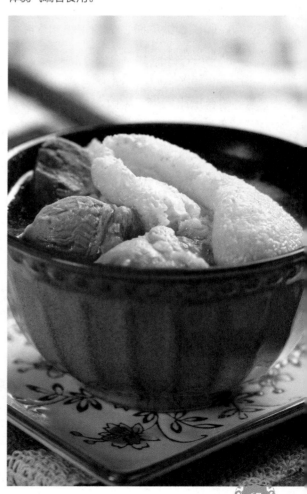

鸭肉

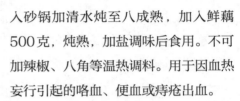

滋阴清热、生津止咳

鸭肉性凉，味甘、咸，归脾、胃、肺、肾经，有大补虚劳、滋五脏之阴、清虚劳之热、补血行水、养胃生津、止咳定惊的功效。适用于体内有热、上火的人食用；发低热、体质虚弱、食欲不振、大便干燥和水肿的人食之更佳。

鸭肉脂肪高而不腻，饱和脂肪酸的含量比猪肉、牛肉、羊肉少得多，所含的胆固醇比一些鱼还低，很适合产后病后体虚者食用；还适宜癌症、糖尿病、肝硬化腹水、肺结核、慢性肾炎浮肿等患者食用。

食疗方

咽干口燥、食欲不振：老鸭半只，洗净切块，保留鸭内金，炖半熟时加入百合（干）20克、木耳10克(百合和木耳均提前泡开)，小火炖熟，吃肉喝汤。适合因脾胃有热、胃阴不足引起的口舌生疮、咽干口燥、食欲不振、大便燥结等症。

咯血：老鸭半只，去内脏及头足，入砂锅加清水炖至八成熟，加入鲜藕500克，炖熟，加盐调味后食用。不可加辣椒、八角等温热调料。用于因血热妄行引起的咯血、便血或痔疮出血。

身体虚弱：老鸭1只，同海参炖食，可补五脏之阴，清虚劳之热。

高血压：鸭肉200克，与海带共炖食，可软化血管，降低血压，对老年性动脉硬化和高血压、心脏病有较好的食疗功效。

肾原性心脏病：芡实50克，老鸭半只，煮熟后食用。

小便不利、水肿：老鸭半只，处理干净，切块；红小豆100克，先泡半日后用纱布包好，与鸭共炖。快熟时加入切块冬瓜约500克，酌加调料，小火炖熟食用。用于因脾肾不足引起的小便不利、尿少、水肿。

> **烹饪小贴士：**鸡、鸭、鹅等禽类屁股上端长尾羽的部位，学名"腔上囊"，是淋巴结集中的地方。因淋巴结中的巨噬细胞可吞食病菌和病毒，即使是致癌物质也能吞食，但不能分解，故"腔上囊"是个藏污纳垢的仓库，烹调前要去除。

食用禁忌

⚠️ 素体虚寒者，受凉引起的不思饮食、胃部冷痛、腹泻清稀、腰痛者及寒性痛经者应少食。

⚠️ 慢性肠炎患者少食。

⚠️ 感冒期间不宜食用。

养肺厨房

山药炖鸭肉

原料 鸭肉500克，山药200克，红枣、枸杞子、葱、姜、盐各适量。

做法 1. 将鸭肉洗净后切块（所有皮和肥肉都去掉，这样吃起来不油腻），入冷水锅中煮开，捞出鸭肉，用冷水冲洗干净。

2. 葱洗净，切段，姜洗净，切片。山药洗净去皮，切块。

3. 锅中加冷水，放入鸭肉，葱段、姜片，大火烧开后转小火炖50分钟，放入山药块、枸杞子、红枣，加盐调味，再炖10分钟即可。

食疗 滋阴润肺。适用于阴虚体热、肺热咳嗽等症。

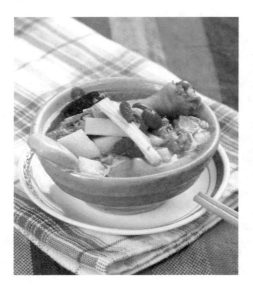

莲藕烧鸭肉

原料 鸭肉300克，莲藕300克，生抽10毫升，老抽5毫升，蒜片、姜片、盐、白糖、豆瓣酱、料酒各适量。

做法 1. 鸭肉洗净，切大块。莲藕去皮后洗净，切成厚片。

2. 锅中倒入少许油，倒入鸭肉。待鸭肉内的油脂煎出后放入蒜和姜片。加入一小勺盐和一小勺豆瓣酱。把切好的莲藕片倒入锅中。倒入适量料酒。

3. 加半勺白糖、生抽、老抽、适量水，盖上锅盖炖煮10分钟即可。

食疗 滋阴、清热、解暑，适用于夏秋季节。

冬瓜鸭肉汤

原料 鸭半只，冬瓜500克，葱2段，姜3片，盐适量。

做法 1. 鸭肉清洗干净，剁成块，焯水后捞出，冲洗干净。冬瓜去皮洗净，切块。

2. 锅中放入鸭肉、葱段、姜片，加水没过鸭肉5厘米。

3. 大火煮沸后，改中小火慢煲约1小时。

4. 倒入冬瓜，继续煮20分钟，待冬瓜熟后放盐调味即可。

食疗 滋阴清热，可缓解阴虚发热及秋燥咳嗽等症。

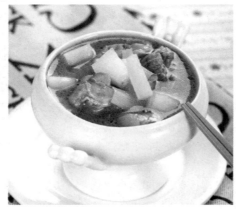

猪肺

补虚、止咳

猪肺味甘，性平，归肺经，具有补虚、止咳、止血的功效，适用于肺虚咳嗽、久咳、咳血等。《本草纲目》载其"疗肺虚咳嗽、嗽血"。

猪肺与梨、沙参、玉竹、百合、杏仁、无花果、罗汉果、银耳等同食，具有滋阴生津、润肺止咳的功效。

食疗方

肺虚咳嗽： 猪肺1个，洗净切片，用香油炒熟，同粥食。

肺损咳血： 猪肺1个洗净切片，薏苡仁、白及各15克研粉，猪肺煮熟后蘸粉食用。

久咳痰多： 白萝卜1个洗净切块，猪肺1个洗净切片，杏仁15克，加水共煮1小时，加盐调味，吃肉饮汤。可清热化痰、止咳平喘，适用于久咳不止、痰多气促。

哮喘： 猪肺250克，洗净切块，杏仁15克，加水适量煲汤，用少许盐调味，饮汤食肺，每天1次，连服数日。

久咳咯血： 猪肺1个，洗净切块，同花生仁200克共入锅内，加水小火炖1小时。每日1次，每次1碗，食肺，吃花生仁。可润肺降燥，化痰，止咳止血。适用于肺虚咳嗽、久咳咯血等症。

食用禁忌

⚠ 便秘、痔疮患者不宜多食猪肺。

⚠ 猪肺的胆固醇含量较高，所以肥胖者不要多吃。

⚠ 猪肺如果清洗不彻底，会存在细菌，而且一定要充分煮熟再食用。

烹饪小贴士： 猪肺为猪内脏，内隐藏大量细菌，必须清洗干净且选择新鲜的肺来煮食。

清洗方法一： 猪肺不要切开，通过大气管往里面冲水，然后用手抓肺叶把水挤出来，如此反复多次，直至干净。

清洗方法二： 把猪肺切开以后，撒上淀粉，反复揉搓擦洗，把脏东西吸附出来。

清洗方法三： 将猪肺管套在水龙头上，充满水后再倒出，反复几次便可冲洗干净，然后将其放入锅中烧开，浸出肺管内的残物，再洗一遍即可。

养肺厨房

杏仁桑白猪肺汤

原料 杏仁 15 克，桑白皮 15 克，猪肺 1 个（约 250 克），生姜片、盐各适量。

做法 1. 将猪肺洗净，挤除泡沫，切块。

2. 起油锅，将猪肺同生姜爆炒后入砂锅，加入杏仁、桑白皮，同煲成汤，加盐调味后食用。

食疗 宣肺、补肺、润燥、止咳平喘，可辅助治疗肺燥干咳、口干鼻燥、少痰或无痰。秋季服食还有预防肺燥的作用。

菜干猪肺汤

原料 猪肺 500 克，菜干 200 克，杏仁、桂圆肉、扁豆各少许，盐适量。

做法 1. 将猪肺切成小块，用粗盐搓一下，用清水洗净，然后用沸水焯一下，过冷水。

2. 菜干用沸水焯一下。扁豆择洗干净。

3. 锅中加适量水，加入猪肺，大火煮到八成熟，然后加入杏仁、桂圆肉、扁豆，继续大火煮 20 分钟。

4. 加入菜干，改用小火煲约 1 小时，出锅前加盐调味即可。

食疗 滋阴润肺，化痰，补虚。适用于肺虚咳嗽、久咳咯血等症。

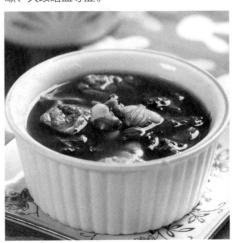

玉竹沙参猪肺汤

原料 沙参、玉竹各 15 克，猪肺 1 个，葱 2 段，盐适量。

做法 1. 将沙参、玉竹择净后，用水漂洗，再用纱布包好。

2. 将猪肺用水冲洗干净，挤尽血水，与沙参、玉竹一起放入砂锅内，再将葱清洗干净放入锅内，加水适量，先用大火烧沸后，再用小火炖约 1.5 小时，待猪肺熟透，加盐调味即可。

食疗 润肺止咳、养胃生津。适用于老年肺虚咳嗽、大便燥结等症。

柠檬猪肺汤

原料 柠檬半个，猪肺 1 个，料酒、盐、姜、葱各适量。

做法 1. 将猪肺反复冲洗后，切成小块；柠檬洗净，切薄片，姜拍松，葱切段，备用。

2. 将猪肺、柠檬、姜、葱、料酒一同放入炖锅内，加水适量，大火烧沸，撇去浮沫，改用小火炖煮 45 分钟，加入盐搅匀即成。

食疗 理气开胃、化痰止咳。适用于肺气虚损、痰多、咳嗽等症。

枇杷叶蜜枣炖猪肺

原料 枇杷叶 25 克，蜜枣 30 克，猪肺 1 个，料酒、盐、姜、葱各适量。

做法 1. 将枇杷叶刮去毛，洗净；蜜枣洗净，去核；猪肺反复冲洗后，切小块；姜拍松，葱切段备用。

2. 将猪肺、枇杷叶、蜜枣、料酒、姜、葱同放炖锅内，加水适量，大火烧沸，撇去浮沫，改小火炖煮 45 分钟，加入盐搅匀即成。

食疗 润肺补肺、止咳祛痰。适用于肺虚咳嗽、咳血、支气管炎痰多等症。

海蜇

清热化痰、润肠、降血压

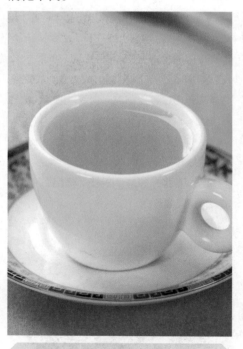

海蜇味甘、咸，性平，归肝、肾经，具有清热化痰、消积、润肠、降血压的功效。用于阴虚肺燥、热痰咳嗽、喘息、瘰疬痰核、食积痞胀、大便燥结等。现代还常用于高血压症、头昏、头胀等。中老年急慢性支气管炎、咳嗽、哮喘、痰多黄稠、高血压、头昏脑涨、烦热口渴及大便秘结者最宜食用。

食疗方

阴虚肺燥：海蜇100克洗净，切碎，加蜂蜜或冰糖30克，拌匀。蒸熟食。可清燥化痰、润肺止咳，用于阴虚肺燥、痰热咳嗽、咽干痰稠等。

阴虚痰热：海蜇100克洗净，荸荠300克（连皮）洗净，加水煎至浓稠。空腹分2次服。本方源于《古方选注》，用于支气管扩张、肺脓疡、阴虚痰热、大便秘结、原发性高血压早期的食疗。

小儿积食、消化不良：海蜇60克洗净，荸荠100克去皮洗净，加水一同煮熟，待水将干，除去海蜇，将荸荠分数次服食。用于小儿饮食积滞、消化不良。

> **烹饪小贴士：**市售的海蜇，为防止变质，通常放了很多盐，因此海蜇在烹饪前一定要在清水中提前浸泡一天，否则会很咸。

食用禁忌

⚠ 脾胃虚弱或虚寒者不宜食用。

⚠ 海蜇凉拌食用时不易消化，故不可过量。

⚠ 有异味者为腐烂变质之品，不可食用。

⚠ 新鲜海蜇不宜食用，因为新鲜的海蜇含水多，皮体较厚，还含有毒素，只有用食用盐加明矾盐渍3次（俗称三矾），使鲜海蜇脱水3次，才能让毒素随水排尽。市场上购买的一般都是处理好的。

养肺厨房

凉拌海蜇

原料 水发海蜇头 200 克，酱油、醋、姜末、香油各适量。

做法 1. 将海蜇放入清水中浸泡 4 ~ 8 小时，充分洗净后切细丝，用冷开水洗一两次，放在盆内。

2. 加入适量酱油、醋、姜末、香油调味，充分拌匀即可食用。

食疗 清热解毒、化痰软坚、降压消肿。

木耳拌海蜇

原料 海蜇皮 250 克，木耳（干）30 克，大葱、大蒜、酱油、醋、香油各适量。

做法 1. 海蜇和木耳水发后，洗净切丝，用开水烫熟，捞出，盛入盘中放凉；葱切葱花，大蒜去皮，捣成蒜泥。

2. 将酱油、醋、香油、葱花、蒜泥与放凉后的海蜇和木耳丝拌匀即可。

食疗 滋阴润肺、润肠，经常食用能美肤嫩白，并能降压。

荸荠海蜇汤

原料 荸荠 100 克，海蜇皮 50 克，料酒、香油、盐、醋、姜丝各适量。

做法 1. 将海蜇皮用清水略泡，洗净切成丝；荸荠去皮洗净切片。

2. 锅内加水，放入海蜇皮、荸荠片，加料酒、盐、醋、姜丝煮开，淋入香油即可。

食疗 清热、润肠、降血压。尤其适合春季咽喉肿痛者食用。

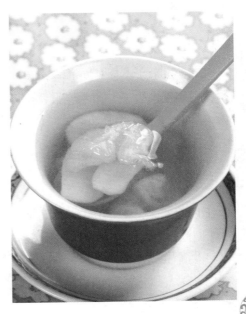

木耳

益气、润肺、补血

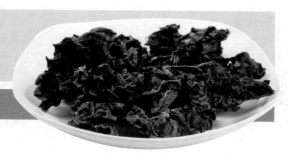

木耳性平，味甘，归胃、大肠经。具有滋阴润肺、益气养胃、活血通络、补脑强心、降低胆固醇等功效。

木耳中铁的含量极为丰富，常吃能养血驻颜，令人肌肤红润，并可防治缺铁性贫血。

木耳中的胶质可把残留在人体消化道内的灰尘、杂质吸附集中起来排出体外，从而起到清胃涤肠的作用。木耳中的多糖类物质对预防人体肿瘤有一定的效果。

食疗方

口腔溃疡：干木耳10克泡发洗净，山楂10克洗净去子，用水炖服，每日服用一两次，可治口腔溃疡。

痛经：木耳焙干，研细末，每次取3克，一日2次，用红糖水送服。

贫血：干木耳10克泡发洗净，红枣10枚去核洗净，煮熟服食，也可加红糖调味。

痔疮出血、便秘：干木耳6克泡发洗净，柿饼30克，同煮烂食用。

食用禁忌

❗ 新鲜木耳中含有一种对光线敏感的物质，人食用后如果皮肤经太阳照射，会引起日光性皮炎，出现皮肤瘙痒、水肿、疼痛等症状。因此应将鲜木耳晒干后再烹饪。

❗ 木耳有活血抗凝的作用，有出血性疾病的人不宜食用。

烹饪小贴士：木耳经过高温烹煮后，才能提高膳食纤维及木耳多糖的溶解度，有助于吸收利用，所以木耳一定要煮熟后食用。

泡发木耳最好用温水。泡的时间不宜过长，2小时左右即可，时间过长会造成细菌大量繁殖。

养肺厨房

木耳枸杞炒山药

原料 木耳（干）10 克，山药 400 克，枸杞子 5 克，香葱 1 根，姜 5 克，盐适量。

做法 1. 木耳泡发后去蒂；枸杞子用热水浸泡10 分钟；香葱切段；姜切丝；山药洗净去皮，切片，放到水里，防止氧化。

2. 在锅中倒入油，放入姜丝爆香后，先放入山药翻炒两三分钟，然后放入木耳，倒入枸杞子，翻炒 2 分钟。

3. 倒入香葱、调入盐翻炒均匀后出锅即可。

食疗 养颜美容。

山药木耳鸡汤

原料 鸡腿肉 200 克，泡发木耳 50 克，山药200 克，生姜、葱、料酒、盐、白醋各适量。

做法 1. 山药去皮洗净，切片，放入清水中，加适量白醋浸泡；鸡腿肉洗净切块，放入沸水中汆一下，过冷水冷却；生姜洗净切片；葱洗净切末。

2. 锅中加入适量清水，放入鸡腿肉、生姜和料酒。大火煮沸后转中火煮 20 分钟，倒入山药和木耳，大火煮沸后转中火煮 25 分钟，加入盐和葱末调味即可。

食疗 益气润肺，滋阴补血。适用于气血不足、阴虚咳嗽等症。

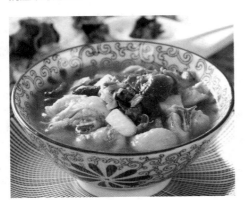

木耳拌豆芽

原料 黄豆芽 500 克，木耳（干）10 克，香油、盐各适量。

做法 1. 黄豆芽洗净，木耳用水泡软，洗净，切成丝。

2. 黄豆芽、木耳放入沸水锅内焯熟，加香油、盐调味即可。

食疗 润肤祛斑。

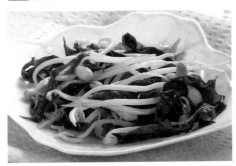

丝瓜木耳

原料 丝瓜 300 克，木耳（干）10 克，盐、蒜末、水淀粉各适量。

做法 1. 丝瓜去皮洗净切片；木耳泡发后，去蒂洗净，撕成片。

2. 油锅加热，放入丝瓜、木耳煸炒，将熟时放入盐、蒜末，以水淀粉勾芡，炒匀即可。

食疗 清热解毒。

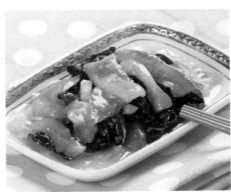

南瓜

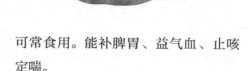

降糖、润肺

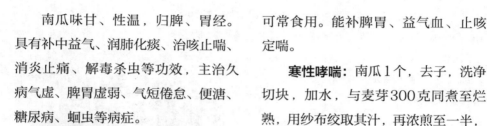

南瓜味甘、性温，归脾、胃经。具有补中益气、润肺化痰、治咳止喘、消炎止痛、解毒杀虫等功效，主治久病气虚、脾胃虚弱、气短倦怠、便溏、糖尿病、蛔虫等病症。

现代研究发现，南瓜含有丰富的烯酸类物质，能覆盖受损伤的呼吸道上皮细胞，不仅能增强上皮细胞的再生能力，还能降低其敏感性，从而止咳。

南瓜中含有丰富的钴，钴能活跃人体的新陈代谢，促进造血功能，对预防糖尿病，降低血糖有疗效。南瓜还能保护胃黏膜，帮助消化，适合胃病患者食用。此外，南瓜还有助于肝、肾功能的恢复。

食疗方

久咳不止： 南瓜250克去皮去子，洗净，切块，蒸熟后捣成泥状，放凉，加入蜂蜜15克拌匀，放冰箱里备用。每次食用1勺。

咳喘： 老南瓜（连皮）400克去子，洗净切块，牛肉200克洗净切块，共煮至烂熟，吃肉、喝汤，每日2次，可常食用。能补脾胃、益气血、止咳定喘。

寒性哮喘： 南瓜1个，去子，洗净切块，加水，与麦芽300克同煮至烂熟，用纱布绞取其汁，再浓煎至一半，放入姜汁15毫升，以小火熬成膏状。每晚服50克，能温中、止咳、定喘。对寒性哮喘有一定的辅助食疗作用。

胃痛： 南瓜藤一把，用水煎浓汁一大碗，于胃痛剧烈时服用。

前列腺炎： 生南瓜子100克，每日分3次剥皮嚼食，每次间隔4小时，一般连吃一周即可有效。

食用禁忌

❗ 烹调南瓜不宜加醋，醋酸会破坏南瓜中的营养元素，降低营养价值。

❗ 南瓜不宜与红薯等易滞气食物同食，以免引起腹胀。

> **烹饪小贴士：** 南瓜所含的类胡萝卜素不怕高温，加油脂烹炒，更有助于人体吸收。

养肺厨房

蜂蜜姜汁蒸南瓜

原料 南瓜1个（约500克），冰糖、蜂蜜各10克，姜汁适量。

做法 南瓜洗净，切开顶盖，除去瓤及瓜子，放入姜汁、冰糖及蜂蜜，盖上顶盖，用竹签固定，隔水蒸2小时即成。2天吃完，每天食用2次。

食疗 补肺肾、止咳喘。可辅助治疗肺肾两虚型哮喘。

南瓜红枣排骨汤

原料 南瓜300克，红枣10枚，排骨500克，盐、姜片适量。

做法 1. 红枣用水浸泡10分钟洗净；南瓜去皮去子，洗净切块；排骨洗净剁成块。

2. 砂锅中加入适量的清水，放入排骨、姜片，煮沸后去浮沫。

3. 加入红枣、南瓜一同炖约40分钟，加盐调味即可。

食疗 气血双补，适用于气血虚弱等症。

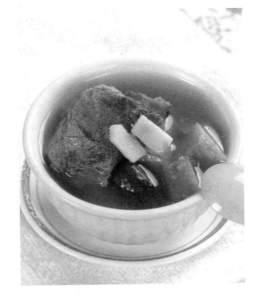

山药南瓜粥

原料 南瓜100克，粳米50克，山药100克，盐适量。

做法 1. 山药去皮洗净，切成小块；南瓜去皮、去子，洗净切丁；粳米洗净后放在清水中浸泡半小时，捞出沥干。

2. 粳米放入锅中，加入适量清水，大火煮沸后，放入南瓜、山药，改用小火煮至粳米熟烂，加入盐调味即可。

食疗 补中益气，脾胃虚弱、营养不良的人尤其适合食用。

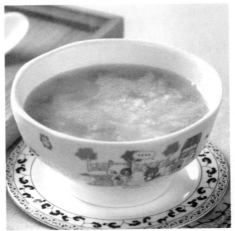

南瓜百合汤

原料 南瓜300克，干百合25克，枸杞子10克，冰糖适量。

做法 1. 将南瓜去皮，去子，切成小块；干百合泡发洗净。

2. 将南瓜放进锅中，加适量清水，大火烧开后转小火烧10分钟。

3. 放入百合、枸杞子和冰糖，再煮10分钟即可食用。

食疗 润肺止咳、健脾养胃。适用于肺胃阴虚、咳嗽、哮喘等。

金针菇

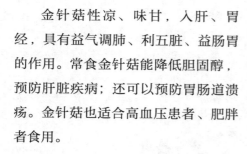

益气调肺、益肠胃

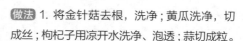

金针菇性凉、味甘，入肝、胃经，具有益气调肺、利五脏、益肠胃的作用。常食金针菇能降低胆固醇，预防肝脏疾病；还可以预防胃肠道溃疡。金针菇也适合高血压患者、肥胖者食用。

食用禁忌

❗ 新鲜的金针菇中含有秋水仙碱，对胃肠黏膜和呼吸道黏膜有强烈的刺激作用，如凉拌食用，应先将金针菇煮软煮熟，使秋水仙碱遇热分解。

养肺厨房

百合金针菇

原料 金针菇200克，百合50克，橄榄油、盐各适量。

做法 1. 将百合洗净，剥瓣，去根，放入沸水中焯至透明状，捞出后沥干水分；金针菇洗净，去头部，放入沸水中焯熟，捞出后沥干。

2. 在焯好的金针菇、百合中加入适量橄榄油、盐调味，拌匀盛盘即可。

食疗 润肺止咳、宁心。

金针菇拌黄瓜

原料 金针菇100克，黄瓜200克，枸杞子10克，蒜3瓣，香油、盐、生抽各适量。

做法 1. 将金针菇去根，洗净；黄瓜洗净，切成丝；枸杞子用凉开水洗净、泡透；蒜切成粒。

2. 锅内放适量水煮沸，放金针菇，用大火煮约片刻后捞起，沥干水分。

3. 用深碗1个，放入黄瓜丝、金针菇、枸杞子、蒜粒，调入适量盐、生抽、香油，拌匀即可。

食疗 清肺化痰、清热解毒。

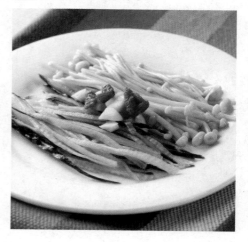

金针菇木耳瘦肉汤

原料 猪瘦肉60克，金针菇20克，木耳（干）5克，酱油、淀粉、盐各适量。

做法 1. 猪瘦肉洗净，切片，用适量酱油及淀粉拌匀。金针菇洗净，去根，浸软；木耳用温水泡发，去蒂，洗净。

2. 把金针菇、木耳放入锅内，加适量水，煮沸5分钟，放瘦肉片，煮熟加适量盐调味即可。

食疗 清肺、降血压、降低胆固醇。

松子仁

滋阴养液、补益气血

松子仁味甘，性温，归肝、肺、大肠经，具有滋阴养液、补益气血、润燥滑肠的功效。用于肺燥咳嗽、口渴便秘、头昏目眩、自汗、心悸等。尤其适合中老年体质虚弱、大便干结，以及慢性支气管炎久咳无痰之人食用；也适合心脑血管疾病患者食用。

食用禁忌

⚠ 便溏、精滑、咳嗽痰多、腹泻者忌食。

⚠ 松子仁含油脂丰富，故胆功能严重不良者应慎食。

⚠ 松子仁含热量高，食用不可过量，过食易致上火。

养肺厨房

抗衰膏

原料 松子仁 200 克，黑芝麻、核桃仁各 100 克，蜂蜜 200 克，料酒 500 毫升。

做法 将松子仁、黑芝麻、核桃仁同捣成膏状，入砂锅中，加入料酒，小火煮沸约 10 分钟，倒入蜂蜜，搅拌均匀，继续熬煮收膏，冷却装瓶备用。每日 2 次，每次服食 1 汤匙，温开水送服。

食疗 滋润五脏、益气养血。适用于肺肾亏虚、久咳不止、腰膝酸软、头晕目眩等症。中老年人经常服用，可滋补强壮、健脑益智、延缓衰老。脑力劳动者经常服用能使思维敏捷、记忆力增强。

松仁糯米粥

原料 松子仁 20 克，糯米 50 克，蜂蜜适量。

做法 将松子仁捣成泥，与糯米一起加水 500 毫升，用小火煮成稠粥，放温后调入适量蜂蜜，早晚分 2 次温热服食。

食疗 止咳、通便。适用于肺燥咳嗽、便秘者。

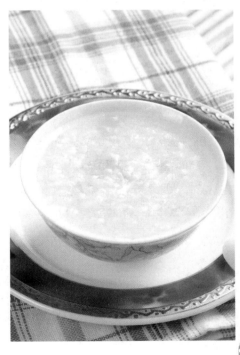

菜花

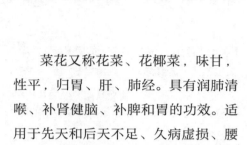

清肺润喉、健脾养胃

菜花又称花菜、花椰菜，味甘，性平，归胃、肝、肺经。具有润肺清喉、补肾健脑、补脾和胃的功效。适用于先天和后天不足、久病虚损、腰膝酸软、脾胃虚弱、咳嗽失音者。

古代西方人发现，常吃菜花有爽喉、润肺、止咳等功效。德国生物学家科赫发现结核杆菌时，欧洲正处于肺结核大流行时期，欧洲人用菜花汁制成治疗咳喘的药物，便宜而有效。

食疗方

咳嗽：取菜花150克，洗净后打汁，入锅煮滚，放温后加少许蜂蜜调味，分3次饮用。

肺虚咳喘：菜花200克洗净掰小朵，干百合20克泡发洗净，杏仁10克洗净，共煲汤食用。可益气止咳。用于肺气不足、肾不纳气引起的咳嗽气短、痰喘乏力、干咳少痰、腰酸腿软、消瘦乏力等症。

食用禁忌

⚠ 烹饪菜花时爆炒时间不可过长，以免养分丢失。

养肺厨房

牛奶菜花

原料 牛奶250毫升，菜花300克，盐、水淀粉各适量，香葱末少许。

做法 1. 先将菜花洗净、掰成小朵，放入沸水中焯一下，捞出沥干水分备用。

2. 将锅烧热，放入适量花生油，加少量水煮沸，放入菜花煮几分钟，倒入牛奶，加盐调味，转小火继续煮片刻，用水淀粉勾芡，收浓汤汁，撒少许香葱末即可。

食疗 滋阴清热，特别适于中老年人、儿童和脾胃虚弱、消化功能不强者食用。

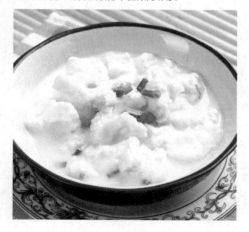

柑橘

理气化痰、润肺清肠

柑橘味甘酸，性温，归脾、肺经，具有生津止咳、润肺止痰、醒酒、利尿等功效，适用于身体虚弱、热病后津液不足引起口渴、伤酒烦渴等症。榨汁或蜜煎，治疗肺热咳嗽尤佳。

柑橘皮能加强毛细血管的韧性，降血压，扩张心脏的冠状动脉，具有预防冠心病和动脉硬化的作用。

食疗方

寒咳：用陈皮5克，加水2杯煎汤后，放少量姜末、红糖趁热服用，可止咳。

咳嗽痰多：取鲜橘子皮适量，切碎后用开水冲泡，加入白糖代茶饮，有化痰止咳的功效。

食用禁忌

⚠ 柑橘不宜与牛奶同食，以免引起腹胀、腹痛、腹泻。

⚠ 柑橘不宜多食，多食会上火。

养肺厨房

润肺橘子饮

原料 橘子100克，苹果200克，胡萝卜150克，白砂糖20克。

做法 将苹果洗净去核，切片；胡萝卜洗净，切成薄片。橘子去皮、去子，掰成瓣。一起放入榨汁机中，加白砂糖、适量冷开水，榨成汁饮用。

食疗 滋阴润肺、美容养颜。

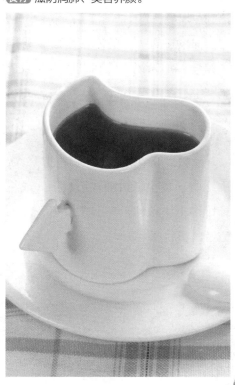

柿子

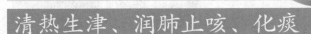

清热生津、润肺止咳、化痰

柿子味甘涩，性寒，归胃、大肠经，具有润肺止咳、清热生津、化痰软坚的功效。鲜柿生食，对肺痨咳嗽、虚热肺痿、咳嗽痰多、虚劳咯血等症有良效。柿子也非常适合慢性支气管炎患者食用。

柿饼有很好的润心肺、止咳化痰、清热解渴、健脾涩肠效果。柿饼上的柿霜有润燥、化痰、止咳的作用，能治肺热燥咳。

柿子还有一定的降压作用，将柿子榨汁，加米汤服，可预防高血压及脑卒中。

食疗方

咳嗽：取柿饼1个、冰糖适量，放小碗中，蒸至柿饼绵软后食用。或将柿饼切小块和粳米一起煮成粥，加入适量白糖后食用。

喘咳：柿饼2个，去核切碎，和蜂蜜20毫升一起放于大瓷碗中，加水100毫升，盖好，隔水蒸熟。早晚各服用1次，趁热食柿饼喝汤。适用于喘咳、咳嗽痰稠难咯出。

热淋涩痛：灯心草6克，柿饼2个，煎水饮用。

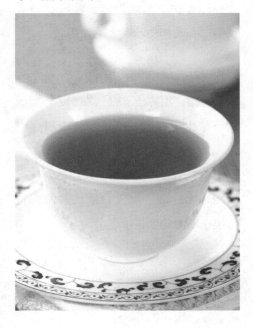

烹饪小贴士：柿霜是晒制柿饼时随着果肉水分的蒸发而渗出的含糖凝结物，主要成分是甘露醇、葡萄糖、果糖、蔗糖等，为淡黄或白色。

食用禁忌

! 柿子含有大量单宁酸、胶质及可溶性收敛剂等成分，与高浓度胃酸相遇，可能形成结石，故不宜空腹吃，宜在饭后食用。

! 柿子不能一次吃太多，也不要与含高蛋白的蟹、鱼、虾等一起吃。

! 应尽量少食柿子皮。

养肺厨房

百合柿饼鸽蛋汤

原料 鸽蛋 20 枚，百合（干）15 克，柿饼 2 个，冰糖适量。

做法 1. 将鸽蛋煮熟后去壳；百合洗净，稍浸；柿饼洗净，切小块。

2. 把鸽蛋、百合、柿饼放入锅内，加清水适量，大火煮沸后，改小火煲至百合软烂，加适量冰糖，调成甜汤即可食用。

食疗 润肺燥、益肺气、清痰火。适用于肺热肺燥咳嗽、痰多，久咳肺虚。

木耳柿饼汤

原料 柿饼 2 个，木耳（干）10 克，红糖 15 克。

做法 1. 木耳用水泡发洗净，柿饼去蒂切块。

2. 将二者一同放入锅内，加适量水，大火煮沸后，转小火煮 5 分钟。

3. 加入红糖稍煮片刻，待其自然冷却后即可食用。

食疗 清热镇咳、祛痰化湿。适用于咽喉热痛、咳嗽痰多、老年人干咳带血、痔疮出血、小儿腹泻等。

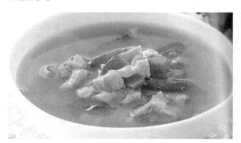

柿饼蜂蜜茶

原料 柿饼 2 个，蜂蜜适量。

做法 将柿饼洗净，每个切四块，放在炖盅里，加蜂蜜适量，清水少量，隔水蒸至饼软即可。

食疗 润肺益胃、消痰利咽，适用于口干咽燥，常有声嘶、咳痰或干咳者。本品润燥化痰，若寒湿痰多清稀者不宜食用。

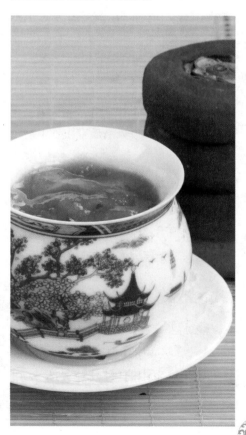

豆浆

清热、化痰、补虚

豆浆味甘，性平，归胃、肺经，具有补虚、清热、化痰、通淋、降血压、利大肠等功效。主治身体虚弱，营养不良，肺痿肺痈，口干咽痛，小便不通，乳汁缺乏等症。

鲜豆浆四季都可饮用。春秋饮豆浆，滋阴润燥、调和阴阳；夏饮豆浆，消热防暑、生津解渴；冬饮豆浆，祛寒暖胃、滋养进补。

食疗方

肺热咳嗽：黄豆适量浸泡磨汁，煮沸后加糖饮用。每天清晨空腹饮1碗。可润燥、清肺止咳、化痰，治疳积瘦弱、肺热咳嗽等。

干咳无痰：豆浆一碗待温，调入蜂蜜一两匙服用。能清肺火、润燥化痰，最适宜干咳无痰或燥咳者服用。

食用禁忌

⚠ 豆浆一定要充分煮开后再饮用。

⚠ 豆浆忌放红糖，因为红糖里的有机酸和豆浆中的蛋白质结合后，可产生变性沉淀物，破坏营养成分。

⚠ 豆浆偏寒，且会产气，因此，体质虚寒、腹胀、腹泻、脾胃虚寒、消化不良，肾功能不好者不宜喝豆浆。

⚠ 喝豆浆和服药至少要间隔1小时以上，正服用红霉素等抗生素的人不宜喝豆浆。

⚠ 忌在豆浆里打鸡蛋。鸡蛋中的黏液性蛋白易和豆浆中的胰蛋白酶结合，产生一种不能被人体吸收的物质，降低人体对营养的吸收。

清肺食谱

甜浆粥

（原料）新鲜豆浆适量，粳米100克，冰糖或蜂蜜适量。

（做法）豆浆、粳米同煮粥，加冰糖或蜂蜜调味食用。

（食疗）健脾、养胃、润肺、补虚。适用于年老体衰，营养不良、消瘦、久嗽、大便燥结，以及血管硬化、高血压、冠心病等症。

石榴

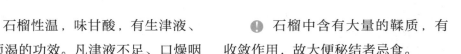

生津、止烦

石榴性温，味甘酸，有生津液、止烦渴的功效。凡津液不足、口燥咽干、烦渴不休者，均宜食用。也非常适合患有黄疸型肝炎、哮喘和久泻的患者以及经期过长的女性食用。近代名医张锡纯认为："其性微凉，能敛肝火，保合肺气，为治气虚不摄、肺痨喘嗽之要药。"

石榴中含有苹果酸、氨基酸、柠檬酸、维生素等营养物质，适量食用有帮助消化、软化血管、提神健胃、增强食欲的功效。

食疗方

咳喘：将石榴1个带皮一起捣烂，取汁即可。

慢性支气管炎：酸石榴1个，取子捣碎，绞取其汁液，每晚睡前服下，或口嚼石榴籽咽液。可清热敛肺，治肺结核喘咳、夜不能寐，以及老年慢性支气管炎。

食用禁忌

⚠ 龋齿疼痛者忌食石榴。

⚠ 石榴中含有大量的鞣质，有收敛作用，故大便秘结者忌食。

养肺厨房

石榴鲜橙汁

（原料）橙子1个，番茄2个，石榴1个，蜂蜜各适量。

（做法）1. 橙子洗净、去皮后切丁；番茄洗净后切小丁；石榴剥开取果肉。

2. 将所有蔬果放入果汁机中，加水，打成汁即可。

3. 可依据个人口味添加少许蜂蜜。

（食疗）生津止渴，适合口燥咽干、烦渴，及肺痨喘嗽者食用。

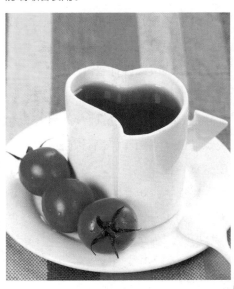

生姜

发散风寒、化痰止咳

生姜味辛，性微温，归肺、脾经。长于发散风寒、化痰止咳，又能温中止呕、解毒，临床上常用于治疗外感风寒及胃寒呕逆等症，故被称为"呕家圣药"。某些中药使用姜炙法进行炮制，可增强药物祛痰止咳、降逆止呕的作用，并降低其毒副作用。

食疗方

虚寒性咳嗽咯痰： 生姜50克，饴糖30克，加水煎成浓汤，趁温热徐徐饮。可温肺润肺、化痰、止咳，用于虚寒性咳嗽咯痰。

风寒感冒： 紫苏叶10克，生姜9克。煎汤饮。可发汗、解表散寒，适用于风寒感冒，且有益胃气。

呕逆少食： 子姜30～60克，切细丝，加醋、盐适量拌食。可开胃和中、止呕，用于胃气不和而偏寒的呕逆少食等症。

长痱子： 新姜切片，轻擦皮肤（切不可用力）。或用姜汁薄薄地涂于皮肤上，以收敛痱子的脓头。

食用禁忌

⚠ 阴虚内热及邪热亢盛者不宜多食。

⚠ 皮肤病患者不宜多食。

⚠ 多食反伤肺气。

养肺厨房

萝卜姜枣饮

原料 白萝卜750克，红枣8枚，姜3片，蜂蜜少许。

做法 1. 将白萝卜、生姜分别洗净，晾干，切成薄片待用。

2. 将白萝卜、生姜、红枣置锅内，加水1碗，煮沸20分钟，去渣留汤，放温后加入蜂蜜即可。

食疗 化痰止咳、补益五脏、消脂养颜。

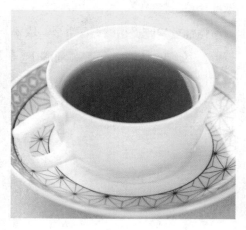

葱白

发汗解表、散寒通阳

葱白味辛，性温，归肺、胃经。具有发汗解表、散寒通阳的功效。用于外感风寒，阴寒内盛，腹泻等。外敷可治疗疮痈疔毒。

风寒感冒较重者，中医多将葱白与麻黄、桂枝、羌活等同用。

食疗方

风寒感冒： 葱白15克，香菜15克，洗净，加水煎沸为汤服用。可解表散寒，适用于外感风寒。

食用禁忌

! 表虚多汗者忌食。

! 葱白多食反伤肺气。

养肺厨房

葱油拌银耳

原料 水发银耳200克，葱白50克，白糖、盐各适量。

做法 1. 锅中加油烧熟，将切成小段的葱白投入，改用小火，用勺不断搅动葱白，待其色变深黄时，连油盛在小碗内，冷却后即成葱油。
2. 将银耳汆熟，沥干水，装入盘内，趁热加白糖、盐拌匀，再倒入葱油拌匀即成。

食疗 滋阴润肺、养胃生津、益肝肾、扶正气。适用于感冒口渴、头痛、咽痛、咳嗽痰黄等症的辅助治疗。

葱白粥

原料 粳米50克，葱白10克，白糖20克。

做法 将粳米洗净煮粥，待粥将成熟时放入切成段的葱白及白糖，略煮片刻即可。

食疗 解表散寒、和胃补中，适用于风寒感冒。

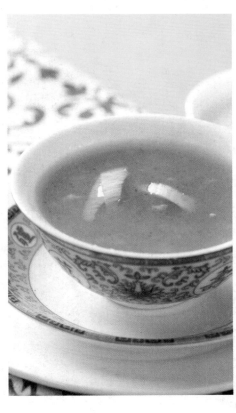

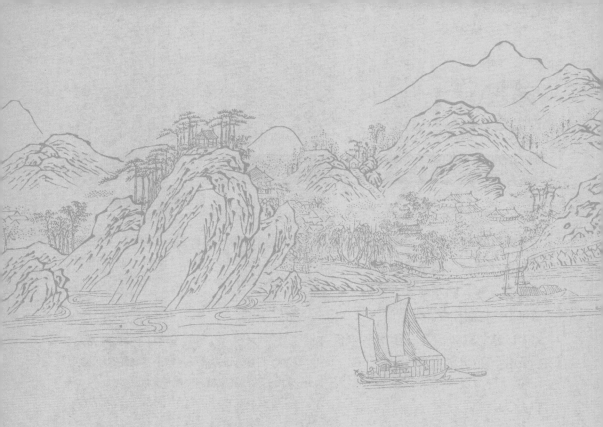

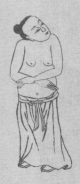

扫码收听
本章附赠音频课

常敲手太阴肺经，
可增强肺气，防治感冒。

《黄帝内经》
经络养肺有奇招

《黄帝内经》中说，经络可以"决死生""处百病""调虚实"。经络像一张精密的大网，纵横交错在身体的每一个角落，把气血源源不断地输送到需要的地方。用好经络，就相当于掌握了人体健康的遥控器，既能消病于无形，更能防病于未然。

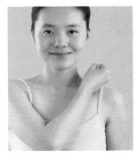
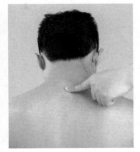

手太阴肺经是肺的健康保护神

"肺手太阴之脉，起于中焦……循鱼际，出大指之端……是动则病肺胀满，膨膨而喘咳……是主肺所生病者，咳，上气喘渴，烦心胸满，臑臂内前廉痛厥，掌中热。"

——《黄帝内经·灵枢·经脉第十》

　　手太阴肺经，顾名思义，内联的脏腑就是肺脏。所以，刺激肺经对治疗和调理一切呼吸系统疾病，如肺炎、气管炎、支气管炎、鼻炎、咳嗽、肺部胀满等都有效果。

　　手太阴肺经起自胸部中府穴，终于食指桡侧端，每侧11穴。

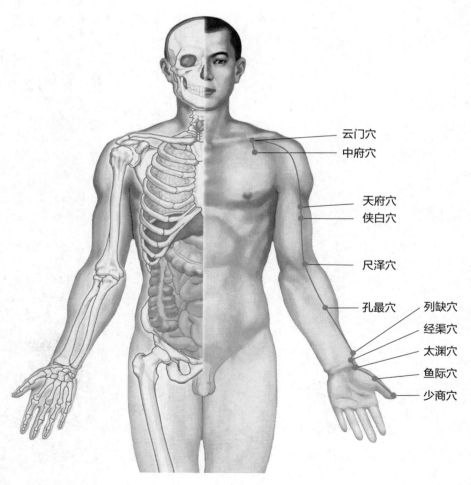

云门穴
中府穴
天府穴
侠白穴
尺泽穴
孔最穴
列缺穴
经渠穴
太渊穴
鱼际穴
少商穴

常敲肺经呼吸好

手太阴肺经是人体循行最简单的一条经络，也是最容易作为日常保健使用的一条经络。经常敲打或拉肺经，可以强肺气，防治感冒等与肺相关的疾病。

敲肺经，呼吸通畅每一天

肺经位于手臂前侧面，所以敲打最为方便。

方法：手臂微抬，掌心向内，另一手握拳或半空拳自肺经起始位置沿肺经走向自上而下敲打即可（见下图）。

从上臂到手腕上方肌肉较厚，可用半空拳敲打；从手腕到拇指内侧，建议用另一只手的拇指按压，以使穴位足够受力。

清晨3:00 ~ 5:00点是肺经经气旺盛的时段，也可在起床后敲肺经，将其作为晨练第一节。

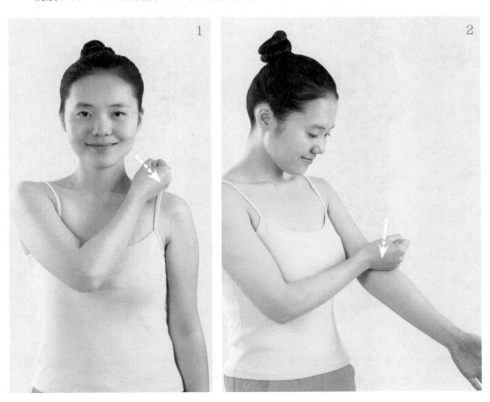

功效：敲肺经可以全面刺激肺经，畅通呼吸。

拉肺经，增强肺功能

拉伸也是刺激经络的一种方法。

方法：1. 自然站立，十指于身后交握，双臂伸直，缓缓上抬，同时收腹挺胸，头向后仰，至上体及下肢有较强的拉伸绷紧感为宜。

2. 稍停后两手放松下行，身体恢复自然站立。配合呼吸，上抬吸气，下放呼气，一吸一呼为1次，共做8次。

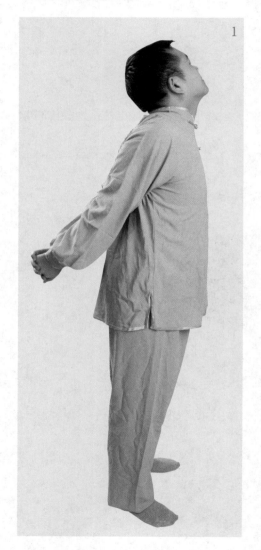
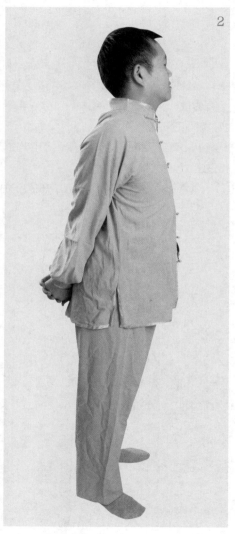

功效：拉肺经能起到疏通肺经气血的作用，通过肺廓的开合直接调整肺活量，促进肺的吐故纳新，增强肺功能。

中府穴

肺气深聚处，清肺热，肃降肺气，止咳平喘

定位与功效

定位：在胸前壁的外上方，云门穴下1寸，前正中线旁开6寸，平第1肋间隙处。

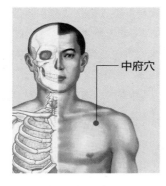

中府穴

取穴方法：两手叉腰立正，锁骨外侧端下缘的三角窝中心是云门穴，由此窝正中垂直往下推一条肋骨(平第一肋间隙)处即是本穴。

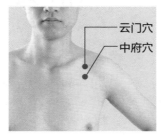

云门穴
中府穴

功效：中府穴是肺经的首穴，肺的募穴，"募"有聚集、汇合之意，意指此处为肺经经气深聚之处，主治本脏腑疾病。经常按摩中府穴可以肃降肺气、和胃利水、止咳平喘、清泻肺热、健脾补气、缓解胸闷、咳喘、胸痛、肩背痛等。本穴为肺经与脾经交会穴，故可兼治脾肺两脏之病，如腹胀、消化不良、水肿等。

保健手法

手法一：按摩中府穴2分钟

方法：用中指指端按揉穴位，划圈按揉。适当用力，有明显的酸胀感。每天1次，每次左右各2分钟。

功效：经常按揉可增强肺经经气。还可治疗感冒、咳嗽。

手法二：拍打中府穴30～50下

方法：手握空拳拍打穴位处，每次30～50下，每天1次。

功效：坚持拍打，对治疗气管炎、肺气肿、支气管哮喘等有明显效果。同时还能辅助调理整个胸腔的脏腑。

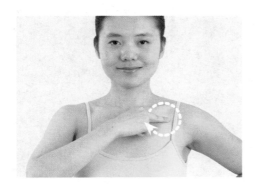

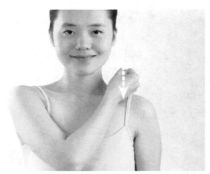

云门穴

宣肺止咳，化痰散结

定位与功效

定位： 在胸部，锁骨下窝凹陷中，肩胛骨喙突内缘，前正中线旁开6寸。

取穴方法： 当手叉腰时，在锁骨外端下缘出现一个三角形的凹陷，其中心处即是云门穴。

功效： 云门穴位于胸部，为肺脏脉气所发之处，内应肺脏。经常按揉或艾灸云门穴可调畅肺脏气机，故有宣肺止咳、化痰散结之功效。主治咳嗽、气喘、胸痛、肩关节内侧痛、气管炎、哮喘等。云门穴配肺俞穴可清宣肺气，对治疗咳嗽、气喘效果明显。

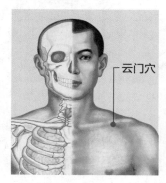

云门穴

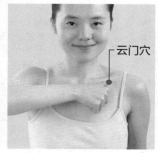

云门穴

保健手法

手法一：点揉云门穴1～3分钟

方法： 每天早晚用中指指腹点揉云门穴1～3分钟。

功效： 经常按摩可增强肺功能，预防和治疗咳嗽痰多等症。患有肺及支气管疾病时常在此处有压痛。

手法二：艾灸云门穴5～10分钟

方法： 用艾条灸云门穴5～10分钟，每天1次。

功效： 调畅肺脏气机，治疗咳嗽、气喘等肺部疾病，还能增强肺功能。

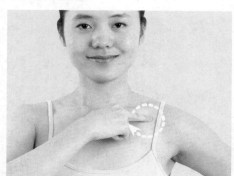

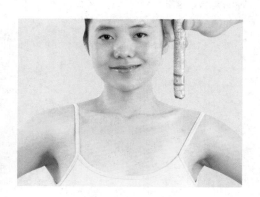

天府穴

宣散肺邪、清肺凉血、调理肺气

"暴瘅内逆，肝肺相搏，血溢鼻口，取天府。"

——《黄帝内经·灵枢·寒热病》

定位与功效

定位：位于臂内侧面，肱二头肌桡侧缘，腋前纹头下3寸处。

取穴方法：臂向前平举，俯头鼻尖接触上臂内侧处即是天府穴。

功效："肺为上盖，为府藏之天，肺气归于此（天府）穴"（杨上善注《黄帝内经明堂》）。故按摩天府穴可宣散肺邪、清肺凉血、调理肺气、安神定志。用于治疗哮喘、咽喉肿痛、鼻炎、鼻出血、咳嗽、憋气、上肢内侧疼等疾病。

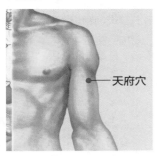

天府穴

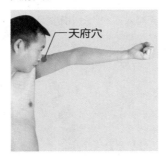

天府穴

保健手法

手法一：按摩天府穴2分钟

方法：用拇指指端按揉穴位，做环状运动，或者横向拨动穴位，适当用力，有明显的酸胀感。每天2次，每次左右各2分钟。

功效：常按此穴可治鼻炎，对过敏性鼻炎和慢性鼻炎都有一定的治疗效果。此外，经常按摩此穴对上肢酸痛也有很好的缓解作用。

手法二：艾灸天府穴5～10分钟

方法：用艾条灸天府穴5～10分钟，每天1次。

功效：可宣散肺邪、调理肺气，治疗哮喘等症，还可安神定志。

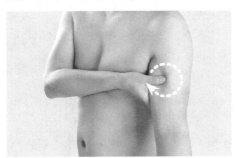

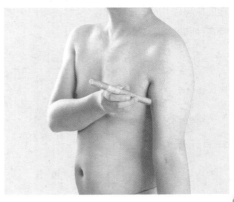

侠白穴

宣散肺气、理气宽胸和胃

> "在藏为肺，在色为白。"
> ——《黄帝内经·素问·阴阳应象大论篇》

定位与功效

定位： 在臂前区腋前纹头下4寸，肱二头肌桡侧缘处。

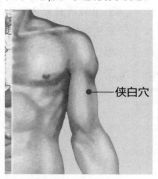

侠白穴

取穴方法： 正坐，两手合掌向前伸直，夹住胸部，此时乳头所指的手臂内侧处，或天府穴下1寸，肘横纹上5寸。

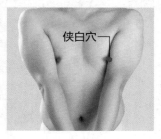

侠白穴

功效： 侠白穴主肺，可宣散肺气、理气宽胸和胃。主治咳嗽、气喘、干呕、烦满、支气管炎、支气管哮喘、肺炎、上臂内侧痛等。

保健手法

手法一：按压侠白穴2分钟

方法： 用拇指指端对穴位进行按压，也可以做圈状按揉。每次2分钟，每日2次。稍用力时有强烈的酸麻感。

功效： 肺经气血在此穴处分清降浊，刺激此穴可以增强肺脏功能，预防咳嗽、气喘等各种肺病。

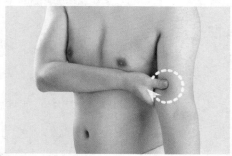

手法二：艾灸侠白穴5～10分钟

方法： 用艾条灸侠白穴5～10分钟，每天1次。

功效： 中医认为肺之志为忧，忧愁和悲伤都会使肺气消耗，肺气虚时，机体对外界不良刺激的耐受性就会下降，从而产生悲观、自卑、心理负担重等情绪。经常艾灸此穴能使肺气强盛，使人更加自信。

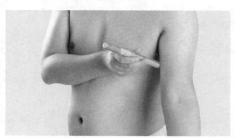

尺泽穴

调理肺气，治疗感冒、喉咙痛

> "尺泽，肘中之动脉也，为合。"
> ——《黄帝内经·灵枢·本输》

定位与功效

定位： 在肘关节处，当肘二头肌腱之外方，肱桡肌起始部。

取穴方法： 屈肘仰掌，在肘窝横纹中央，大筋（肱二头肌腱）外侧凹陷中。

功效： 尺泽穴属于五腧穴之合穴，"合"是汇聚的意思。从尺泽的本意来说，尺描述的是穴位的位置，位于手臂尺侧，泽描述的是穴位的功效，泽即水汇集之地。中医认为肺是"宰相之官"，有统领升降、调通水道的作用，尺泽穴为肺经经水汇集之地，主要作用就是调通水道，除肺热。

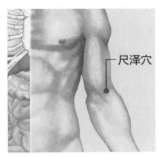
尺泽穴

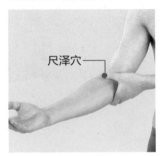
尺泽穴

保健手法

手法一：按摩尺泽穴3分钟

方法： 一手的拇指与其他四指分开，轻轻握住另一侧手臂，用拇指指腹按揉穴位3分钟，然后换手。力度以按压有酸麻胀的感觉为好。每天早晚各1次，每次每侧各3分钟。

功效： 经常按揉可帮助泄除肺热，缓解肺热咳嗽、失眠等，对于肘臂挛痛、胸胁胀满、小儿惊风等病症也有很好的治疗作用。

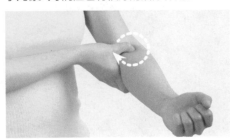

手法二：艾灸尺泽穴10～15分钟

方法： 用艾条悬灸尺泽穴10～15分钟，隔天1次。

功效： 尺泽穴为肺经合穴，艾灸尺泽穴对风邪所致肺经诸疾均有良效。特别是对风寒、风热所致的反复咳嗽有较好的治疗作用。

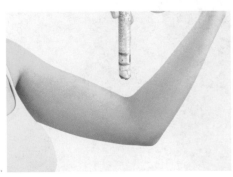

孔最穴

宣发肺气，治咯血、咽喉肿痛

定位与功效

定位： 在前臂掌面桡侧凹陷处，距离手腕横纹大约7寸处。

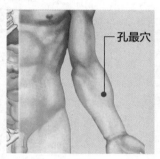

孔最穴

取穴方法： 伸臂侧掌，在尺泽与太渊连线的中点上1寸处取穴。

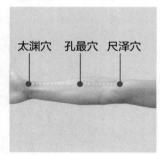

太渊穴　孔最穴　尺泽穴

功效： "孔最"即肺经气血深聚处，是理穴通窍最有效的穴位，有清热润肺、通宣理气的作用，常用于改善肺部疾病。对于慢性支气管炎、气喘、咳嗽等肺部疾病有突出疗效。

孔最穴为肺经郄穴，郄穴主治本经循行部位及所属脏腑的急性病症。阴经郄穴多治血证，故孔最穴还能凉血止血，治咯血。

保健手法

手法一：按压孔最穴2分钟

方法： 用拇指指端按压两侧孔最穴各2分钟，每日2次。

功效： 可清热止血、润肺理气，按压本穴对突然咳嗽不止有很好的缓和作用。

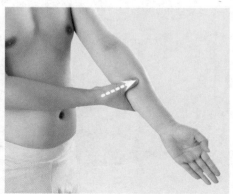

手法二：艾灸孔最穴10～20分钟

方法： 用艾条灸孔最穴10～20分钟，也可用艾炷灸或温针灸5～7壮。

功效： 经常艾灸此穴可调理肺气，改善肺部状况，增强肺功能，预防和治疗慢性支气管炎、气喘等呼吸系统的慢性疾病。

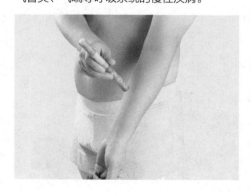

列缺穴

宣肺解表，善利咽喉，治偏正头痛及咳嗽寒痰

定位与功效

定位： 臂桡侧缘，桡骨茎突上方，腕横纹上1.5寸。

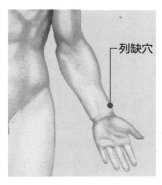

列缺穴

取穴方法： 腕横纹上量取两横指，能感觉到脉搏的跳动。或者两手虎口自然交叉，一手食指按在另一手桡骨茎突上，食指尖下所触位置就是列缺穴。

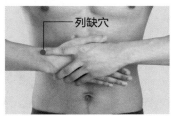

列缺穴

功效： 列缺穴为手太阴肺经络穴，和手阳明大肠经相联络，其经脉从手向上，经颈项达头，入下齿中，故可宣肺解表、祛风通络，治疗外邪所致头面器官病症及颈项部疾病。

保健手法

手法一：推揉列缺穴2分钟

方法： 用拇指横向推搓揉动穴位，使肌肉、筋腱左右移动。持续时间以局部有酸胀感为宜，每天按摩一两遍。

功效： 能通经活络、止咳平喘，治疗咳嗽、牙痛、头痛、慢性支气管炎、半身不遂、手臂酸痛麻痹、头颈酸痛等。

手法二：艾灸列缺穴3～5壮

方法： 取黄豆粒大小艾炷置于蒜片上，再放到穴位上，每次3～5壮，每天灸1次，双臂交替灸，症状缓解后隔天灸1次。

功效： 治疗感冒引起的头痛、咳嗽等。

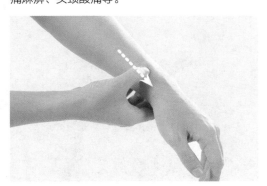

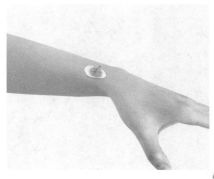

经渠穴

宣肺利咽、降逆平喘

"经渠，寸口中也，动而不居，为经。"

——《黄帝内经·灵枢·本输》

定位与功效

定位： 在前臂前区，腕掌侧远端横纹上1寸，桡骨茎突与桡动脉之间。

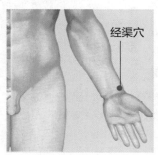

经渠穴

取穴方法： 太渊上1寸，约当腕掌侧近端横纹中。伸臂侧掌，从腕横纹上1横指桡骨茎突的高点向内侧推至骨边，可感觉与桡动脉间有一凹陷处即是。

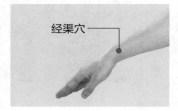

经渠穴

功效： 经渠穴意思就是"肺经的经水流过的渠道"，它位于列缺穴的下面，列缺穴外溢的水在此流回肺经。此穴具有宣肺利咽、降逆平喘的功效。适用于各种呼吸系统的疾病。可改善咳嗽、气喘、咽喉肿痛、胸痛，以及手腕痛、膈肌痉挛等。

保健手法

手法一：按揉经渠穴1～3分钟

方法： 掌心向上，用另一手的拇指指腹稍微用力按揉，有酸胀感。每侧每次各1～3分钟。

功效： 经常按摩此穴可宣肺利咽、降逆平喘。治疗咳嗽、气喘等病症。

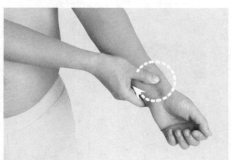

手法二：艾灸经渠穴5～10分钟

方法： 用艾条灸经渠穴5～10分钟，或用艾炷灸3～5壮。每天1次。

功效： 艾灸此穴可温通肺经经气，特别是局部气血，对手腕痛有很好的疗效。经常艾灸还可增强肺功能，预防咳嗽、哮喘等肺部疾病。

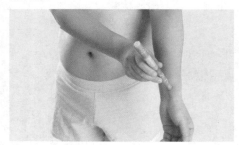

太渊穴

通脉止痛、益肺降气，治咽喉肿痛、咳嗽、失音

"太渊，鱼后一寸陷者中也，为俞。"

——《黄帝内经·灵枢·本输》

定位与功效

定位：在腕前区，桡骨茎突与舟状骨之间，拇长展肌腱尺侧凹陷中。

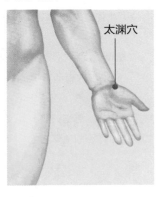

太渊穴

取穴方法：仰掌，当掌后第1横纹上，可摸到脉搏跳动，桡动脉搏动处。

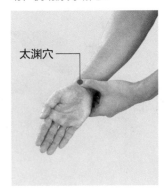

太渊穴

功效：太渊穴为肺经原穴，故而是肺经维持其正常生理功能的动力之所，又为五输穴中的"输穴"，肺气大会之处。中医认为，五脏有疾当取之原，症状重者，当取其输，故太渊穴可防治多种肺部病症，如咳嗽、胸闷逆气、呕吐、气喘、咳血、多痰等。

太渊穴也是八会穴中的脉会穴，故可治血脉闭阻之无脉症。

保健手法

掐按太渊穴1～3分钟

方法：弯曲拇指，用拇指指尖垂直手臂轻轻掐按，会有酸胀的感觉，分别掐按左右两手，每次每侧各1～3分钟，每天一两次。

功效：有止咳化痰的作用，经常按摩还可扶正祛邪、通调血脉、补益肺气。

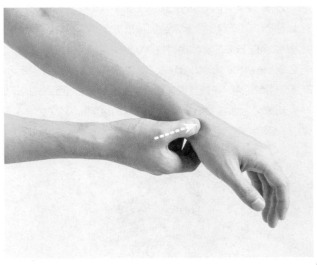

鱼际穴

清肺热、泻肺火，咽喉肿痛首选穴

"鱼际者，手鱼也，为荥。"

——《黄帝内经·灵枢·本输》

定位与功效

定位： 在拇指本节（第1掌指关节）后凹陷处，约当第1掌骨中点桡侧、赤白肉际处。

取穴方法： 侧掌，轻握拳，腕关节稍向下屈，第一掌骨中点之赤白肉际处。

功效： 鱼际穴有化肺经水湿、散发脾土之热的作用，可清泻肺热、止咳平喘，用来治疗感冒、支气管炎、肺炎、咽炎、小便短少、"鼠标手"等症。

鱼际为荥穴，"荥主身热"，所以本穴有清肺热的特点。凡外感风热，或燥热伤肺，或阴虚内热，热伤肺络等导致的病症，均可取鱼际治之。

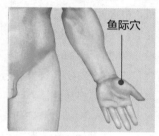

鱼际穴

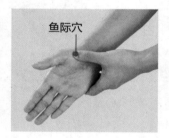

鱼际穴

保健手法

手法一：推鱼际穴10分钟

方法： 用另一只手的大拇指在鱼际穴附近上下推动，或双手鱼际穴互相敲击，至掌侧发热即可。按摩的次数根据身体状况决定，一般每天一两次，每次5分钟左右。久病体虚及患慢性病的人，可适当增加按摩次数。

功效： 对感冒发热、咳嗽有很好的缓解作用。经常按摩，还能改善肺功能。

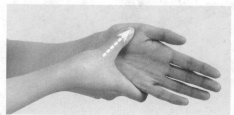

手法二：搓鱼际穴3～5分钟

方法： 两手鱼际穴贴合来回搓3～5分钟，每天1次。

功效： 对改善热性咳嗽、喘促有明显的效果，还可缓解长期的身体疲劳和慢性疾病所造成的不适感。

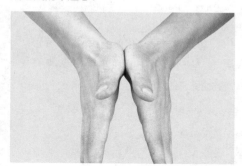

少商穴

泄热开窍，治咽痛、鼻衄、胸闷

"肺出于少商，少商者，手大指端内侧也，为井木。"

——《黄帝内经·灵枢·本输》

定位与功效

定位： 在手指拇指末节桡侧，指甲根角侧上方0.1寸（指寸）。

取穴方法： 掌心向下，在拇指末节桡侧指甲根角侧上方0.1寸（指寸）处，按后有痛感。

功效： 少商穴为手太阴肺经"井"穴，井穴处于阴阳交接之处，又是经脉的终始穴，故有清热、急救、保健及沟通阴阳的作用。外感风热所引起的咳嗽、咽喉肿痛、失音、鼻衄、热病等可取少商点刺出血，散风清热以治之。

此外，本穴也有缓解精神疾病的作用。

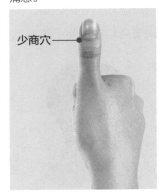

少商穴

少商穴

保健手法

掐按少商穴1～3分钟

方法： 一手拇指弯曲，以指甲尖垂直掐按少商穴，每次轻轻掐按左右手少商穴各1～3分钟。

功效： 散风清热，可治疗外感风热所引起的咳嗽、咽喉肿痛、失音、鼻衄、热病等。

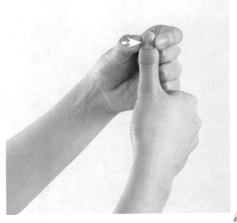

手阳明大肠经与肺经表里相合，让便通气畅

"大肠手阳明之脉，起于大指次指之端，循指上廉，出合谷两骨之间……上挟鼻孔……是动则病齿痛颈肿。是主津液所生病者，目黄，口干，鼽衄，喉痹，肩前臑痛。"

——《黄帝内经·灵枢·经脉》

手阳明大肠经主治头面、五官、咽喉病，神志病，热病及经脉循行部位的其他病症。

肺与大肠通过经络互相络属，构成表里关系，在生理病理上互相影响，如肺气肃降正常，则大肠传导如常，大便通畅；若肺失肃降，津液不能下达，则大便秘结；反之，若大肠实热，腑气不通，也可影响肺气不利而咳喘。所以，与肺相关的疾病，通过调理大肠经也能起到良好的效果。

手阳明大肠经起自环指末节商阳穴，终于鼻翼侧迎香穴，每侧20穴。

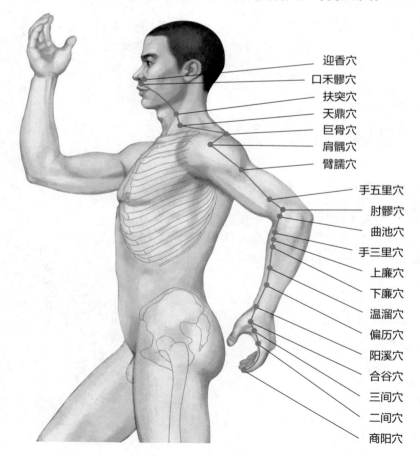

迎香穴
口禾髎穴
扶突穴
天鼎穴
巨骨穴
肩髃穴
臂臑穴

手五里穴
肘髎穴
曲池穴
手三里穴
上廉穴
下廉穴
温溜穴
偏历穴
阳溪穴
合谷穴
三间穴
二间穴
商阳穴

常敲大肠经，养肺且美容

　　肺与大肠相表里，肺的浊气不能及时排出就会直接通过大肠排泄，肺功能弱了，体内毒素便会在大肠经淤积，所以脸上起痘、身上起湿疹这些与瘀滞有关的问题，都可以通过调理大肠经来改善。

敲大肠经，通便排毒一身轻

　　方法：大肠经位于手臂外侧面，敲打起来也很方便。手臂微抬，掌心向下，用另一手握拳或半空拳敲打即可。

　　从食指靠拇指的那一侧，沿着手臂偏内的路线一直向上敲打到三角肌的位置。

　　清晨5:00 ~ 7:00点是大肠经经气旺盛的时段，此时也是大肠排毒的最佳时段，敲打大肠经效果最好。

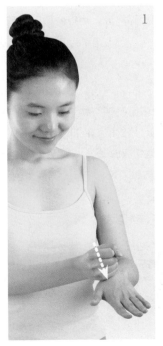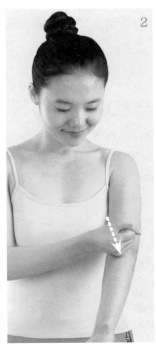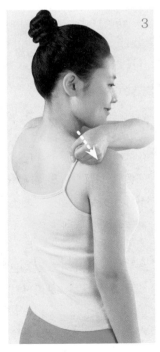

　　功效：敲大肠经有助于大肠的蠕动，利于通便排毒。

刮大肠经，排毒还能美容

方法： 刮大肠经主要是刮大肠经上的几个穴位，一般选曲池穴到手三里穴、手三里穴到合谷穴这两段。在相应部位涂抹刮痧油，然后用刮痧板以平刮法（刮板整个面接触皮肤，小于或等于15°，向前推动力要小于按压）从上往下刮拭，直至出痧。一般两三天退痧，痧退后再刮。

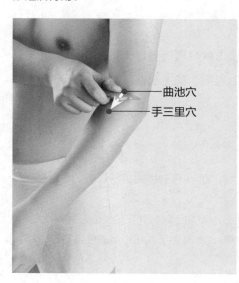
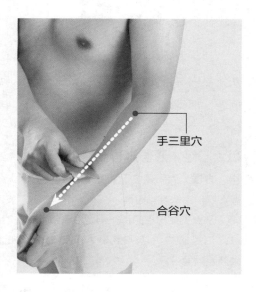

曲池穴
手三里穴
手三里穴
合谷穴

功效： 刮痧是一种安全有效的排毒方式，刮大肠经能帮助大肠排毒，治疗便秘、痤疮等病症。

刮痧的注意事项

刮拭前要在需刮拭部位抹上刮痧油，刮痧油的作用是润滑，一般采用具有清热解毒、活血化瘀、消炎镇痛作用，而没有毒副作用的中草药及渗透性强、润滑性好的植物油加工而成。其中的中草药有助于疏通经络，宣通气血，活血化瘀；植物油则可滋润和保护皮肤。使用刮痧油，不但能起到润滑皮肤、减轻疼痛的作用，还可加速病邪外排，预防感染。

刮痧时皮肤汗孔处于开放状态，如遇风寒之邪，邪气会直接进入体内，不但影响刮痧的疗效，还会引发新的疾病。因此，刮痧后应将被刮部位覆盖再走出室外，若是面部刮痧，半小时后方可到室外活动。

有一部分人刮痧后，在刮拭部位可能会出现皮肤肿胀、灼热的情况，如果24小时不消退，或刮拭一两天后局部仍有明显触摸疼痛时，则表示刮拭时间过长，或刮拭过度。这时可局部热敷，症状一般很快就能缓解和消失。

商阳穴

清热泻火，缓解咽喉炎症

"商阳，大指次指之端也，为井金。"

——《黄帝内经·灵枢》

定位与功效

定位：在手食指末节桡侧，距指甲角0.1寸。

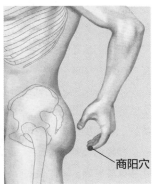

商阳穴

取穴方法：掌心向下，在食指末节桡侧指甲根角侧上方0.1寸（指寸）处，按后有痛感。

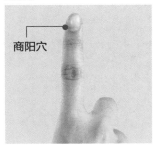

商阳穴

功效：商阳穴为大肠经井穴，井穴有沟通阴阳的作用，此穴可清热解表、理气平喘、开窍苏厥，用于治疗多种热病、急性病。主治耳聋、齿痛、咽喉肿痛、手指麻木、昏迷等。现代常用于治疗咽炎、急性扁桃体炎、腮腺炎、口腔炎、急性胃肠炎、中风昏迷等。

保健手法

掐按商阳穴2分钟

方法：一手拇指弯曲，以指甲尖垂直掐按商阳穴。每次轻轻掐按左右手商阳穴各2分钟。

功效：清热解表，可缓解牙齿疼痛、咽喉肿痛，对于腹痛、上吐下泻、咳嗽、眼睛疲劳及胸口疼痛也有很好的缓解作用。

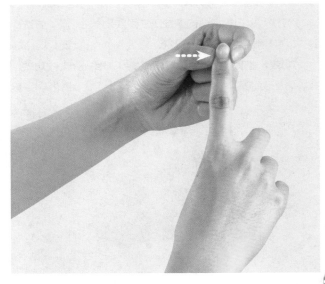

三间穴

泄热止痛，利咽

定位与功效

定位： 微握拳，在手食指本节（第2掌指关节）后，桡侧凹陷处。

取穴方法： 微握拳，在食指本节（第2掌指关节）后，桡侧凹陷处，按压有痛感。

功效： 三间穴具有清热止痛、通利咽喉的功效。本穴有传输气血物质的强大作用，因此，此处若出现血液循环障碍，就会导致静脉曲张，使得津液不能下达，从而引发便秘、痔疮等病症。

只要轻轻掐按三间穴就可以快速止痛。此外，经常按摩本穴，还可以缓解目痛、牙痛、三叉神经痛、咽喉肿痛及手背、手指红肿疼痛。

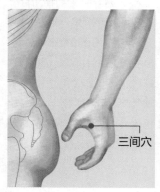

三间穴

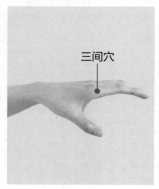

三间穴

保健手法

手法一：按压三间穴2分钟

方法： 以拇指指端向下按压三间穴2分钟，以有酸胀感为度。每天2次。

功效： 能清热止痛，缓解感冒发热、咽喉肿痛及牙痛等。

手法二：艾灸三间穴5～10分钟

方法： 用艾条灸三间穴5～10分钟，每天1次。或艾炷隔姜灸3～5壮。

功效： 可缓解和辅助治疗腹痛、腹泻、消化不良等。

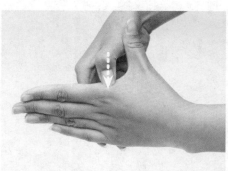

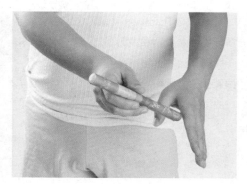

合谷穴

清热止痛，可缓解咽喉疼痛

> "合谷，在大指歧骨之间，为原。"
> ——《黄帝内经·灵枢·本输》

定位与功效

定位：在手背，第1、2掌骨间，当第2掌骨桡侧中点处。

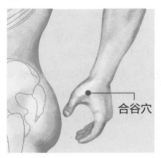

合谷穴

取穴方法：1.拇指与食指两指张开，将另一手拇指的指端关节横放在虎口上，拇指尖点到之处即是。

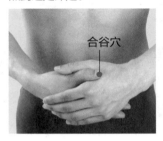

合谷穴

2.拇指与食指两指并拢，在两指间的肌肉最高点即是。

功效：合谷穴为手阳明大肠经原穴，原穴主治五脏六腑之疾，故合谷穴可治疗大肠腑病。手阳明大肠经与手太阴肺经相表里，肺主表，主外感邪气在表诸疾，取之解表通络以祛邪，故合谷穴又是治疗外感表证的主穴。

保健手法

手法一：掐按合谷穴5～10分钟

方法：拇指指端用力向下掐按穴位，力度以局部有酸胀感且可以承受为度，每次掐按持续30～50秒。慢慢松开手指，停顿10秒左右，重复相同按摩手法5～10分钟。双手交替按摩。

功效：对头部慢性疼痛、牙痛、咽喉肿痛、咳嗽等有很好的治疗效果。

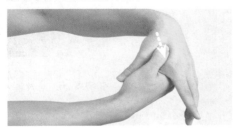

手法二：刮合谷穴

方法：在穴位处涂抹刮痧油，然后用角刮法刮拭穴位（从手腕向手指方向刮），直至出痧。

功效：可疏风解表、清泄阳明，治疗肺、胃、肠等多种疾病。

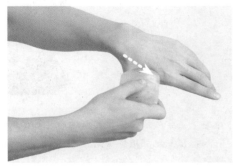

曲池穴

清热燥湿，治感冒发热、咽喉痛

> "曲池，在肘外辅骨陷者中也，屈臂而得之，为合。"
>
> ——《黄帝内经·灵枢·本输》

定位与功效

定位：在肘横纹外侧端，屈肘，当尺泽与肱骨外上髁连线的中点。

取穴方法：屈肘成直角，在肘弯横纹尽头凹陷中即是，按压有酸胀感。

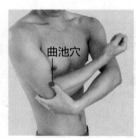

曲池穴

功效：曲池穴为手阳明大肠经合穴，其经气最盛，故通调经络的作用当为之最，其治疗特点是清热泻火、疏通经络。既可清本经之热，治疗头面五官病，清大肠腑热，治泄泻、痢疾、肠痈等，又可清全身之热而用于热病。

阳明经多气多血，又与手太阴肺经相表里，故可调和气血、疏风解表，治疗风邪引起的发热、咽痛及瘾疹等皮肤病。

保健手法

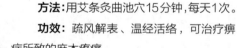

手法一：点揉曲池穴3分钟

方法：屈肘，用食指指腹按揉穴位，感到酸麻胀为度。每天按摩2次，每次3分钟。

功效：清热止痛，对感冒发热、咽喉肿痛等都有效果。

手法二：艾灸曲池穴15分钟

方法：用艾条灸曲池穴15分钟，每天1次。

功效：疏风解表、温经活络，可治疗痹症所致的麻木疼痛。

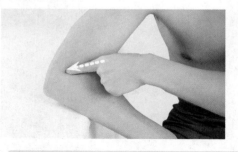

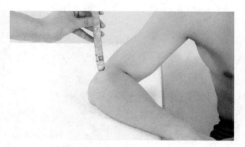

小贴士：常按压曲池穴可以增加气血循环、改善气血与肤质、消除手臂的脂肪，对改善气血瘀阻型肥胖很有帮助。

迎香穴

祛风通窍，理气止痛，治疗鼻炎最有效

定位与功效

定位： 在鼻翼外缘中点旁，当鼻唇沟中。

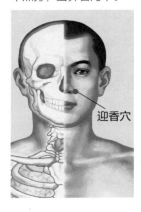

迎香穴

取穴方法： 鼻唇沟上，与鼻翼外缘中点取平。或用手指从鼻翼沿鼻唇沟向上推，至鼻唇沟中点处可触及一凹陷，按之有酸胀感即是。

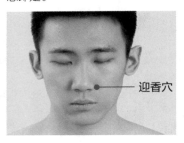

迎香穴

功效： 本穴名为迎香，即迎接香味之意，说明了本穴的功能是治疗鼻病。大肠与肺相表里，肺开窍于鼻，迎香又位于鼻部，故可治疗不闻香臭及鼻部诸病。

此外，风袭肌肤的面痒症，风水相搏，流溢于肌肤的面肿，均可取迎香以散风通络，宣肺利水。

保健手法

手法一：按摩迎香穴2分钟

方法： 用食指指腹旋转揉搓2分钟或直至鼻塞缓解。每日按摩两三次，或鼻塞时按揉。

功效： 可疏风解表、通利鼻窍，有效改善唇部浮肿、鼻塞、流鼻水、流鼻血、嗅觉减退等症状，治疗急慢性鼻炎、鼻塞。

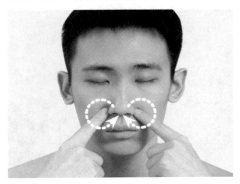

手法二：艾灸迎香穴5～10分钟

方法： 用艾条灸迎香穴5～10分钟，每天1次。

功效： 能消除眼睛疲劳、眼袋、黑眼圈、气色不佳、脸部浮肿，对于脸部神经痛、感冒也有很好的改善效果。

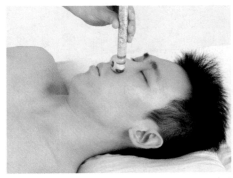

不可不知的其他养肺要穴

肺俞穴

调补肺气，补虚清热，治咳嗽、气喘

定位与功效

定位： 在背部，当第3胸椎棘突下，旁开1.5寸。

取穴方法： 俯卧，第3胸椎棘突下，身柱穴旁开1.5寸。

功效： 肺俞是肺脏之气输注的部位，内应于肺脏，故能治疗肺病及肺阴不足之证。肺主表，外合于皮毛，鼻为肺之窍，故可调补肺气治疗皮肤病、鼻病。主治支气管炎、支气管哮喘、肺炎、肺结核、胸膜炎、感冒、荨麻疹、肩背痛。

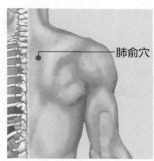

肺俞穴

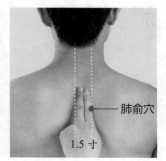

肺俞穴

1.5 寸

保健手法

手法一：按揉肺俞穴2分钟

方法： 患者正坐或俯卧，按摩者以手指指腹或指节向下按压，并做圈状按摩。每天2次，每次3～5分钟。

功效： 调补肺气，治疗咳嗽、支气管炎、气喘等。

手法二：艾灸肺俞穴15分钟

方法： 用艾条灸15分钟。或艾炷灸3～5壮。每天1次。

功效： 温补肺气，增强人体免疫功能，预防和治疗各种肺病。

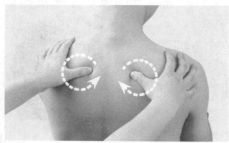

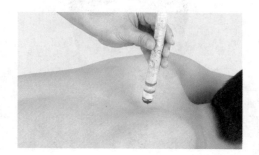

膻中穴

宽胸理气、清肺止喘、舒畅心胸

"膻中者，为气之海。"
——《黄帝内经·灵枢·海论》

定位与功效

定位： 在胸部，当前正中线上，平第4肋间，两乳头连线的中点。

取穴方法： 仰卧，在前正中线上，平第4肋间隙（男性约与乳头平齐）。

功效： 膻中为气之会穴，又是心包募穴，位于胸部，临近心肺，因此具有宽胸理气、调理心肺、行气活血的作用，可用于一切气机不畅之病变，诸如肺气不降之上逆、心之气血郁滞以及肝气郁结等症。主治咳嗽、气短、心胸痛、心悸、噎嗝、肋间神经痛、心绞痛、支气管哮喘等。

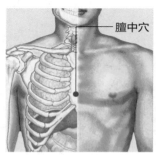

膻中穴

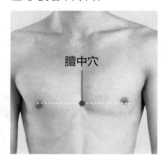

膻中穴

保健手法

手法一：按揉膻中穴2分钟

方法： 以食指或拇指的指腹抵住穴位并向下按压，做圈状揉动。也可用手掌大鱼际部由上向下推按，持续5～10分钟。或两只手掌面自膻中穴沿胸肋向两侧推抹至身侧20次左右。

功效： 宽胸理气，能缓解胸闷、气喘、心悸等症。

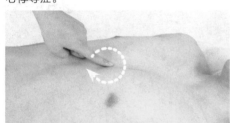

手法二：艾灸膻中穴15分钟

方法： 用艾条灸膻中穴15分钟，每天1次。

功效： 可改善心痛、心悸。冠心病患者经常温灸可有效减轻症状。产妇灸膻中可催乳。

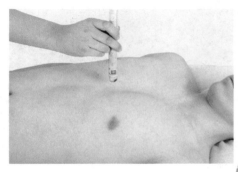

大椎穴

益气清热，感冒、发热、咳嗽都按它

定位与功效

定位：在后正中线上，第7颈椎棘突下凹陷中。

取穴方法：俯卧或正坐低头，在后正中线上，颈后隆起最高点为第7颈椎棘突（头部俯仰转动时，此点可随之屈伸转动），高点下凹陷处即是。

功效：大椎为"诸阳之会"，阳主表，取之通阳解表、疏风散寒温阳，是治疗外感病之退热要穴。大椎位于背部，邻近心肺，可宣调肺气，治疗咳喘气逆；督脉行于项背，而大椎位于项部，可通调经气、治疗项强等。

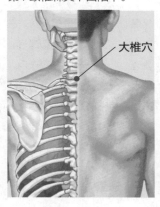

大椎穴

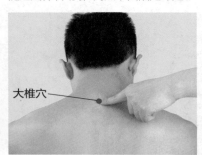

大椎穴

保健手法

手法一：按揉大椎穴2分钟

方法：以手指指腹或指节向下按压，并作圈状按摩。每天2次，每次3～5分钟。

功效：泄热宣肺、疏风散寒，治疗感冒、咳嗽等风寒表证。长期按摩可以改善新陈代谢，增强抵抗力。

手法二：艾灸大椎穴5～10分钟

方法：用艾条温和灸5～10分钟，每天1次。

功效：温经活络，治疗感冒咳嗽、头痛项僵等。常灸能强壮身体、预防疾病。

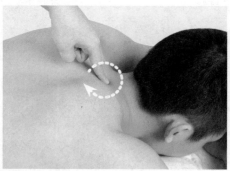

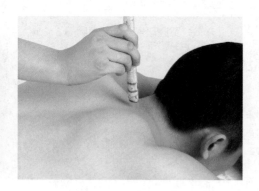

天突穴

宣通肺气，消痰止咳，咳喘咽痛见效快

"缺盆之中，任脉也，名曰天突。"
——《黄帝内经·灵枢》

定位与功效

定位： 在颈部，当前正中线上，胸骨上窝中央。

取穴方法： 正坐，胸骨上窝中点处即是。

功效： 天突穴位于胸廓上口处，深部为肺系，具有宣肺降气、止咳平喘、化痰利咽的功效，可导引阻塞的气血继续往上行走，按摩此穴可使胸部的痰郁之气奔涌而出，是调理和改善气喘、呕吐、咯血、支气管哮喘、咽喉肿痛、胸部疼痛等症状的重要穴位。

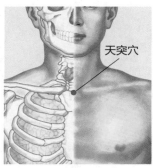

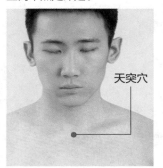

保健手法

手法一：按揉天突穴2分钟

方法： 以手指指腹或指节向下按压，并做圈状按摩。由于天突穴靠近喉咙，所以按压时要避免力量过大而造成呼吸困难。

功效： 消痰止咳，能快速缓解咳喘、咽痛。

手法二：艾灸天突穴5～15分钟

方法： 用艾条灸天突穴5～15分钟。每天1次。

功效： 宣通肺气，调理肺功能，缓解气喘。

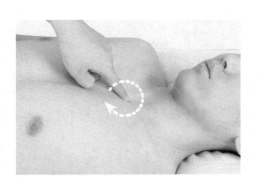

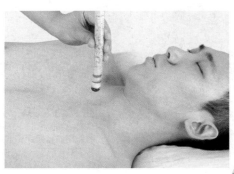

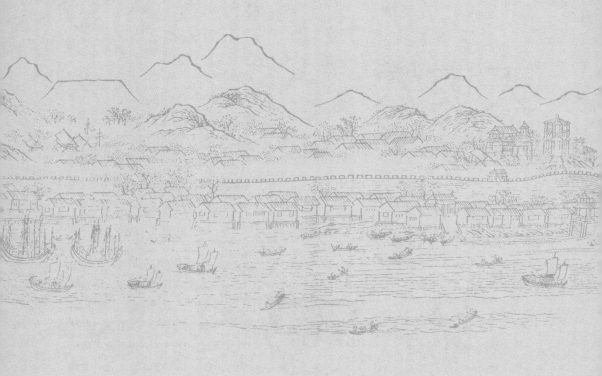

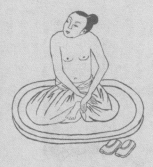

扫码收听
本章附赠音频课

生命在于运动。

生命不息，运动不止，动静之间保养你的肺

生命在于运动。对于肺来说，运动尤其重要，运动能够让肺得到充分的锻炼，增强其主气的功能，同时也能加快体内清浊气息的交换，从而为整个身体带来新的动力。只要掌握适当的运动方法，动静之间，肺乃至整个身体就能得到良好的保养。

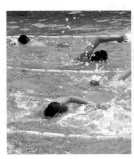
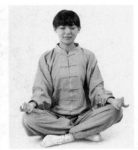

慢跑 每天都能进行的养肺法

在所有的运动项目中，慢跑是最为简单易行的方式。每天坚持慢跑30分钟左右，能有效改善身体状态，提升肺功能。

慢跑能增大肺活量

肺活量是指人在深吸气后，做一次最大的呼气所能呼出的气量，这代表肺一次最大的机能活动量。肺活量主要取决于胸腔壁的扩张与收缩的宽舒程度，在一定程度上，能够反映呼吸肌的力量及呼吸器官发育的状况。通常情况下，健康状况越好的人肺活量越大。

然而，肺活量的大小不是固定不变的，这要取决于你怎样使用肺。运动是增加肺活量的有效途径。医学观察证明，按一定速度慢跑有助于增加肺的通气量，使体内的废气更有效地排出，同时使肺功能得到加强。

慢跑要循序渐进

每次慢跑的距离应在3000米左右为宜，速度保持均匀而适中，并且不间断地跑完全程。也可根据体力逐步增加路程，每次跑完以略感觉疲劳为度。坚持1年以上就能取得明显效果。

可以在慢跑中主动加大呼吸量，慢吸快呼，慢吸时随着吸气将胸廓慢慢地拉大，呼出要快。这样效果更好。

慢跑的注意事项

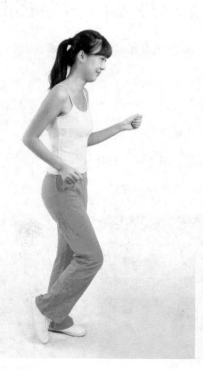

即便是慢跑也需要做好热身运动，以防肌肉拉伤。

运动会大量出汗，消耗体内的水分，从而影响肝脏血液的供应，所以运动前1小时应适量喝水。

如果在慢跑时出现明显头昏、眼花、胸痛等不适症状，要暂停锻炼。呼吸道感染或合并心衰者，不宜慢跑。

游泳 让肺更有活力

游泳是一种能够锻炼身体几乎所有部位的运动，其中最明显的就是能增加肺活量，提升肺功能。

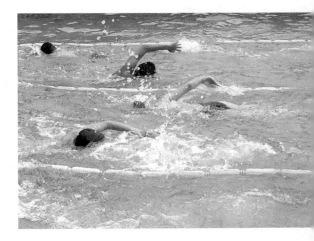

游泳能增加肺活量，增强肺功能

游泳时对于氧气消耗是很大的，这样就能使平时不易用到的那部分肺泡调动起来，无形中就是在做深呼吸，从而使得肺活量增加，让肺更有活力。

游泳时由于水对肺部存在压力，所以还能提升对呼吸机能的能力要求。对于肺功能不好的人来说，是一种非常好的功能锻炼。

游泳还是一种很好的能量消耗方式，能减少大腿、臀部、腹部多余的脂肪，还可促使人呼吸肌发达，胸围增大，有助于塑造更好的体形。

游泳贵在坚持

游泳不等于玩水，反复不断地游才对提升肺活量有帮助。锻炼的方法类似变速跑，也要快游出去再慢游回来，每次最好以50米为距离，来回反复游，保持一定的速度。

游泳的次数应保持在每周一两次，才能真正起到健身的效果。

游泳的注意事项

过饥、过饱不要游泳。饥饿游泳易发生低血糖；过饱游泳不仅影响胃肠供血，还可能因腹压增高而发生急腹症。

游泳时运动量不宜过大，速度不宜过快，以呼吸略感急促，能坚持为度。

游泳前要做好准备活动，使肌肉、韧带、关节及内脏器官和神经系统有所准备。

吹气球 增强肺功能，老少皆宜

吹气球对肺活量的锻炼是特别有效的，一连串的深呼吸运动，不仅能增加肺活量和肺通气功能，时间长了还会使胸肌丰满；吹气球时采用腹式呼吸，利于刺激肠胃蠕动、改善腹部血液循环、消除腹部脂肪，同时促进体内废物排出。

每天连续吹50次气球，相当于做一次10～15分钟的慢跑。而且随时随地都可以练。坚持锻炼2～3个月，肺功能就会明显增强。

对于肺病患者来说，吹气球也是一种非常有益的康复运动。美国医生建议中老年人，特别是"老慢支"患者每天至少吹40次气球，以保持肺细胞与支气管的弹性，防止或减轻肺气肿。

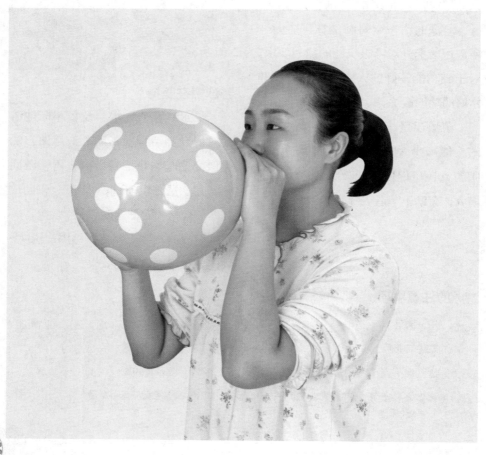

手臂运动 随时随地锻炼肺

想要锻炼肺功能，除了游泳、爬山、慢跑这些运动，其实还有更简单的方法。比如扩胸运动、伸展运动，随时都能做。工作的间隙做一做，还能振奋精神，让人随时充满活力。

扩胸运动

双臂伸直，手掌向下，向前平举，保持手掌向下，缓慢而有力地分别向两侧做扩胸动作，然后从两侧收回到身体两侧。

双臂扩展时吸气，双臂收回时呼气。

开始练习时可反复做50次，逐渐增加到100次。

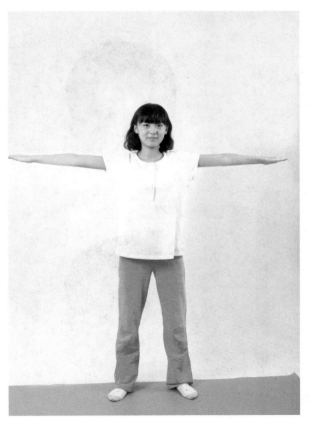

伸展运动

双臂伸直向前上方举，缓慢而有力地向头后方伸展，上体也可轻微地向后弯，尽量让肩关节达到最大活动幅度，使肩关节有明显的"后震"感，随后将双臂收回到身体两侧。

双臂上举时吸气，双臂收回时呼气，反复做30～50次。

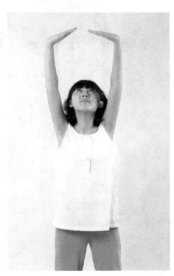

小贴士：做以上运动时，一定要配合好呼吸，尽量采用深呼吸，效果更好。

鼻部按摩

通肺窍，解鼻塞

中医认为，鼻为肺之窍，肺部有病，通常会反映在鼻部，如不明原因的鼻塞、流涕等。反之，按摩刺激鼻部，也能对肺起到调理作用。鼻部按摩，可疏通经络，通宣肺气，增强肺及呼吸道的功能，同时对鼻炎、鼻息肉、鼻窦炎及多种呼吸系统疾病有预防和治疗的作用。

按摩方法

1. 头正颈直，两眼微闭，口微闭合，舌舔上腭，以鼻呼吸，缓慢均匀。

2. 先用右手食指指腹从鼻根部沿鼻梁上下轻轻按摩 20 次，再沿鼻子周围轻轻按摩 20 圈。

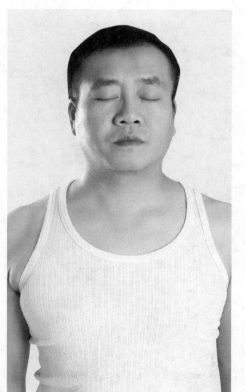

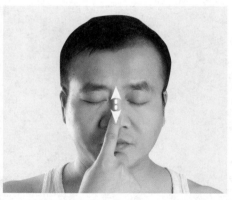

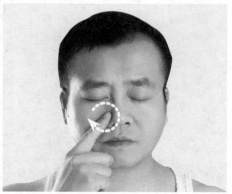

3. 用拇指、食指捏住鼻翼两侧上下移动20下，捏紧松开、再捏紧再松开20下。

4. 用手掌轻轻拍打鼻部20下，进行几次深呼吸（尽量扩胸收腹）即可。

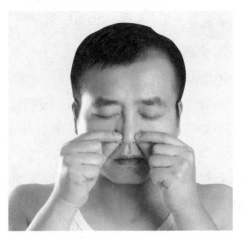

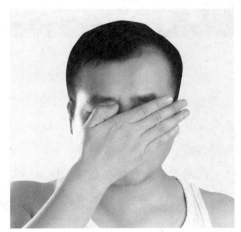

按摩功效

鼻部按摩可刺激鼻部血管，使其扩张，加快血流，供给鼻部的营养增多，使鼻部的抵抗力增强。鼻部是呼吸道的门户，鼻部功能增强了，空气中的细菌、病毒便不易通过鼻部侵入体内，从而预防感冒等呼吸道疾病。

在鼻子周围还有一些穴位，如迎香穴、人中穴等，在做鼻部按摩的过程中，这些穴位都得到了刺激，可通经活络，防治中风、神经衰弱、头痛失眠、萎靡不振、嗅觉失灵等病症。

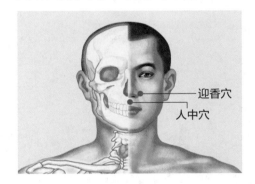

迎香穴

人中穴

鼻部按摩的注意事项

应选择在空气新鲜的地方，但不可迎风做。时间以早晨起来最好，做过之后局部发热，能更好地适应一天中的天气变化。

按摩前，要将手洗净擦干，冬春季节手凉时要先将两手互相搓热。

按摩的动作要轻巧、柔和，不可用力重压，以免损伤鼻黏膜。

鼻部有疖肿、疮、出血时不宜按摩，以免加重病情。

做鼻部按摩保健操要持之以恒。

呼吸保健操

呼吸之间能养肺

随着年龄的增长，人的呼吸系统会逐渐出现组织结构和生理功能的衰退，如脊柱后弯、呼吸肌萎缩、肺泡弹性功能和肺活量降低、支气管功能减退等。呼吸系统功能减退的直接后果是容易导致呼吸系统疾病的发生，并可能引发其他并发症。

经常做全肺呼吸保健操，能对肺及整个呼吸系统功能进行有效锻炼，对增强和改善呼吸系统、循环系统和免疫系统功能都很有帮助。

步骤

1. 两脚分开站立，与肩同宽，上身挺直，双手护住丹田（脐下小腹部）。

2. 缓缓用力深吸气，双手放松，使腹部鼓起，吸至最大量，有气沉丹田的感觉。

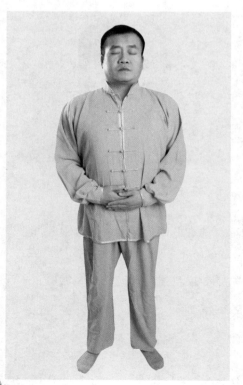
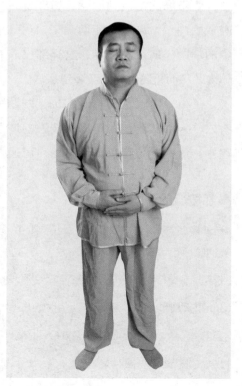

3. 将气缓缓呼出，双手压迫丹田，呼至最小量，反复做30次。

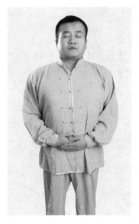

4. 双手放于肋部两侧，随吸气缓缓向两侧平行分开，如扩胸运动，使气吸至最大量。

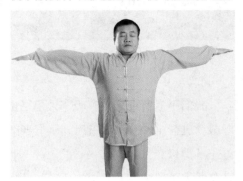

5. 随着呼气，双手再缓缓放于两肋部，按压肋部，做20次。

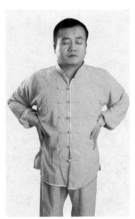

6. 双臂自然下垂，随吸气缓缓上举，吸气至最大量。

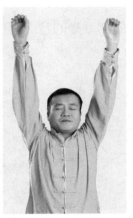

7. 缓缓呼气，双臂随呼气慢慢下降，下蹲，双手抱膝，呼气至最大量。

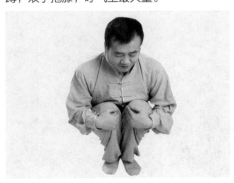

8. 再起立重复，做20次。

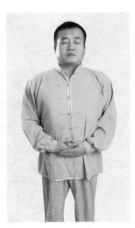

小贴士：呼吸保健操最好在空气清新的环境中做，如在家中，可选择上午太阳升起后，做之前要开窗通风30分钟左右。雾霾天不宜做。

腹式呼吸 让沉睡的肺泡动起来

我们平常所进行的呼吸，大都是由胸部肌肉活动产生的浅呼吸，也就是胸式呼吸。进行这种呼吸时只用到了上半部的肺泡，而占全肺 4/5 的下半部肺泡长期处于"消极怠工"状态，长此以往，肺的功能就会下降。要想肺功能好，就要调动这些沉睡的肺泡一起参与呼吸。最好的方法就是经常进行腹式呼吸。

腹式呼吸的方法

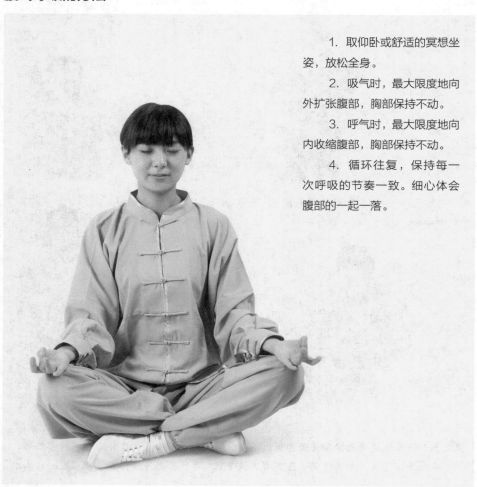

1. 取仰卧或舒适的冥想坐姿，放松全身。

2. 吸气时，最大限度地向外扩张腹部，胸部保持不动。

3. 呼气时，最大限度地向内收缩腹部，胸部保持不动。

4. 循环往复，保持每一次呼吸的节奏一致。细心体会腹部的一起一落。

腹式呼吸的要点

呼吸要细匀，深长而缓慢；鼻吸鼻呼或鼻吸口呼；无论是吸还是呼都要尽量达到"极限"量，即吸到不能再吸，呼到不能再呼为度。

初练者可以每分钟10次，逐渐达到每分钟四五次。每天早晚各练1次，每次5～10分钟。练到微热微汗即可。

腹式呼吸的好处

1.腹式呼吸能够吐出较多停滞在肺底部的二氧化碳，扩大肺活量，改善心肺功能；同时还可以减少肺部感染，尤其是大大降低肺炎的发病率。

2.腹式呼吸不仅能吸入更多空气，增大肺活量，还能让横膈膜上下移动，使内脏得到一种类似按摩的温和刺激。

爬山　给肺来个彻底的清洁

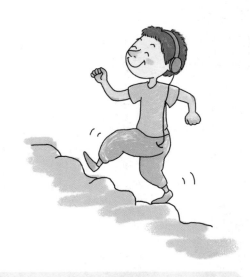

爬山能使人的肺通气量、肺活量增加，血液循环增强，大脑血流量增加，从而增强心、肺、脑的功能。每周爬一次山，对于肺功能较弱的人来说，是非常好的运动。

爬山在增加肺活量的同时，也是对肺的一次彻底清洁，因为深呼吸会使更多肺泡动起来，从而使肺里的浊气有效排出，清洁了肺环境。

小贴士：1.爬山应选在空气好的日子进行，待日出后再进行，因为日出前空气一般较差。

2.年老体弱者，登高速度要缓慢，上下山时可通过增减衣服达到适应空气温度的目的。高血压、冠心病等患者登高爬山更要量力而行。

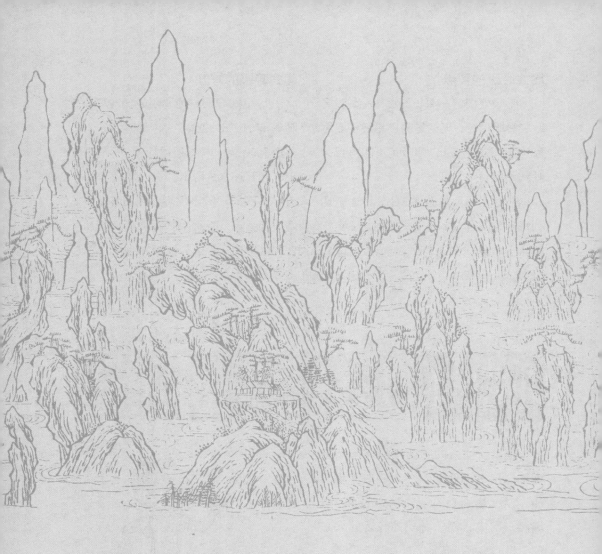

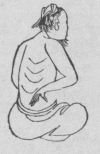

扫码收听
本章附赠音频课

顺应自然的变化，
养生才能事半功倍。

顺天应时，
解密《黄帝内经》
起居养肺智慧

　　《黄帝内经》认为，养生需要顺天应时、天人相应，即使是日常起居，只要顺应自然变化，也能达到事半功倍的养生效果。本章就让我们一起探秘《黄帝内经》中的起居养肺智慧。

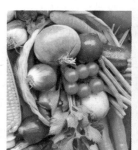
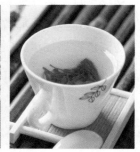

顺时而养，四季养肺各有侧重

"逆春气，则少阳不生，肝气内变。逆夏气，则太阳不长，心气内洞。逆秋气，则少阴不收，肺气焦满。逆冬气，则太阴不藏，肾气独沉。夫四时阴阳者，万物之根本也。所以圣人春夏养阳，秋冬养阴，以从其根。逆其根，则伐其本，坏其真矣。"

——《黄帝内经·素问·四时调神大论篇》

春养肺 要防流感来袭

春天气候多变，忽冷忽热，早晚温差较大，各种病菌蠢蠢欲动，年老或体弱等免疫力低下者，此时极易发生呼吸道疾病，如感冒、咳嗽、肺炎、支气管炎等。流感也容易在春季爆发。所以，春季养肺的重点在于防流感。

此外，空气中飘浮着的多种花粉颗粒也容易使人过敏，原本有慢性支气管炎等肺部疾病者，在此时症状或病情也容易加重。所以，春季也要注意防过敏。

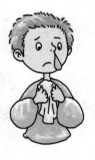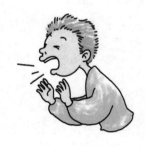

饮食调养

春季饮食养肺主要把握以下三点：

1. 多吃有祛痰、健脾、补肾、养肺功效的食物。可选用百合、山药、马齿菜、苋菜、杏仁、梨、蜂蜜、金针菇、银耳、木耳、莲子、菠菜、菜花、鸭肉、鸡蛋、鱼、虾、豆制品、柑橘等。

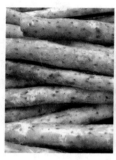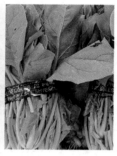

2. 多吃蔬菜和水果。新鲜蔬菜和水果中含有丰富的维生素 A、B 族维生素、维生素 C、膳食纤维，以及多种矿物质，能够提高机体免疫力，预防流感和多种呼吸道疾病，避免肺脏被损伤。

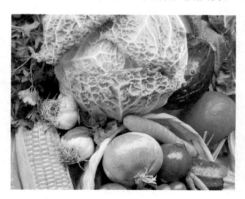

3. 少吃过甜、过咸及刺激性食物，以免刺激呼吸道，加重原有病情；忌吃发物、油腻食物，以免生痰。

推荐食谱

沙参百合润肺汤

原料 猪瘦肉 100 克，北沙参 15 克，百合 30 克，无花果 5 个，陈皮 1 片，盐适量。

做法 1. 将无花果洗干净，对半剖开；猪瘦肉洗净切小块，焯水；北沙参、陈皮、百合洗干净。

2. 将所有材料（盐除外）一起放进已煲沸的水中，继续用中火煲约 1 小时，加少许盐调味即可。

苋菜豆腐汤

原料 苋菜 100 克，豆腐 200 克，盐适量。

做法 1. 将苋菜择去黄叶，去茎洗净，切段；豆腐用开水烫一下，切成块。

2. 锅内加水烧开，加入少许油，放入豆腐块和苋菜，煮沸 3 分钟后加盐调味即可。

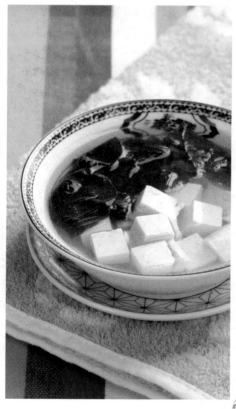

推荐茶方

黄芪红茶

原料 黄芪5克，红茶2克。

做法 将黄芪与红茶同放杯中，沸水冲泡饮用。

用法 每日1次，饭后饮用，冲饮至味淡。

固表茶

原料 黄芪6克，防风4克，白术3克，乌梅5克。

做法 以上4味，沸水冲泡，闷15分钟。

用法 代茶饮，冲饮至味淡。

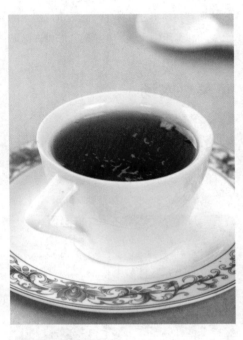

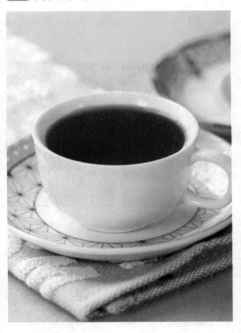

罗汉无花果茶

原料 罗汉果1/4个，无花果10克。

做法 将以上原料捣成小块，放入杯中，用沸水冲泡5分钟即可饮用。

用法 每日1次，饭后饮用，冲饮至味淡。

麦冬枸杞茶

原料 麦冬5克，五味子、枸杞子各3克。

做法 将原料放入杯中，用热水冲泡即可饮用。

用法 随时饮用。

起居调养

　　春季寒气尚未完全褪尽，尤其是在北方，因此起居要注意防止受寒感冒。衣着方面要注重一个"捂"字，还要注意防"春困"，室内经常通通风，呼吸新鲜空气，有助于提高身体抵抗力。

"捂"得好，感冒少

春捂是春季的最佳穿衣指南，科学的春捂益于调节人体的恒定体温、抵御风寒的侵袭，从而降低感冒、气管炎、支气管炎、哮喘等呼吸系统疾病的发病率。

春捂的重点是头、颈和下半身，头颈部如果保暖不够，冷空气来袭时极易患上感冒、咽喉不适。寒气大多从下而生，人的下半身血液循环比上半身也要差一些，因此春捂应该做到"下厚上薄"。

昼夜温差超过8℃时，必须春捂当先，中午的气温超过10℃时可以适当减少衣物，白天气温超过15℃且持续数日时，则可以脱掉棉衣，不再春捂，以免捂出汗后遭遇冷风着凉感冒。

早睡早起去"春困"

春天时节，人们常感到困乏无力、昏沉欲睡，早晨醒来也较迟，这就是民间常说的"春困"。这是人体生理功能随季节变化而出现的一种正常的生理现象。

顺应春困，身体固然舒服了，但却会让人肺气不畅，所以养肺还得去春困。应对春困，《黄帝内经》给我们提出了很好的建议："春三月，此谓发陈。天地俱生，万物以荣。夜卧早起，广步于庭，被发缓形，以使志生。"意思是说，春天万物复苏，应该早睡早起，早上起来后散步，披散头发、松解衣带，使身体舒缓，可以使精神愉悦、身体健康。

通风要把握时机

春季早晚偏凉，早晨起床时温度低、污染大，不宜马上开窗通风。

室内每天应开窗换气两次，每次20～30分钟。上午9:00～11:00点、下午2:00～4:00点空气质量相对较好，最适宜通风。

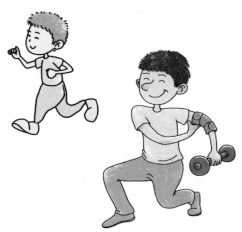

运动调养

春季阳气开始生发，万物始荣，身体在蛰伏了一个冬天后也该动起来了。此时适当运动，能帮助身体生发阳气，提高抵抗力，预防流感等病毒的侵袭。

下面几项运动最适合春季做。不过，患有过敏性鼻炎、哮喘、支气管炎、肺炎等呼吸系统疾病的人，如果在户外运动，应注意避免接触花粉。

散步

"春三月，此谓发陈，天地俱生，万物以荣，夜卧早起，广步于庭，被发缓形……春气之应，养生之道也。"春天的早晨，散步是最好的锻炼方式。不过这个散步有讲究，首先要求"广步"，也就是大步，不能迈着小碎步；其次要求缓慢、悠然，不能像急行军一样；最后散步的地点是"庭"（即小院子），比如小区的花园，而不是野外。

太极拳

太极拳讲究练气，经常打太极拳有助于呼吸逐步加深，增加肺活量，提升肺功能，增强肺组织的弹性，对防治肺病也有一定的作用。

放风筝

放风筝时需要跑动、拉线，属于"全身总动员"的运动，经常放风筝可调和气血、疏通经络、强身健体。放风筝的地点选择很重要，最好选择平坦、空旷的地方，远离河边、湖泊、建筑物及有高压线的地方。

慢跑

春季养肺应多做深呼吸，即腹式呼吸，坐着、站着或者慢跑时都可以做。慢跑时做深呼吸应注意慢吸快呼，每次跑步深呼吸次数应达到20次以上。

运动注意事项

春季的早晨比较寒冷，晨练前应先进行护膝锻炼：出门前仰卧在床上，双手自然放在身体两侧，两腿伸直、慢慢向上抬起，重复抬起数次即可。出门前忘记做护膝锻炼也可以设法补救，运动前活动膝关节1分钟，也可以起到很好的保护作用。

夏养肺 要防热邪犯肺

　　肺的一个重要功能就是推动全身津液、体液循环。夏季炎热，人体阳气也最旺盛，内外阳气隆盛，很容易导致肺热，正所谓"温邪上受，首先犯肺"。

　　当肺被火热邪气伤害后，会把肺、气管、鼻腔的黏液消耗掉，人就会出现鼻子发干、咽痒、喉痒、干咳等症状。有人还会出现皮肤干燥、瘙痒，以及皮肤红疹、瘢痕等。所以，夏季养肺要重点防范火热邪气对肺的伤害。

饮食调养

　　夏季养肺应遵循以下饮食原则：

　　1.饮食省苦增辛。孙思邈在《千金要方》中提出："夏七十二日，省苦增辛，以养肺气。"夏时心火当令，苦味食物固然能清热泻火、定喘泻下，却会助心气而制肺气，因此不宜过多食用。辛味归肺经，可适当吃辛味食物，如葱、姜、蒜等，有助于发散、行气、活血、通窍、化湿，以补益肺气。

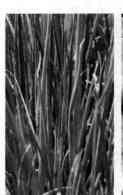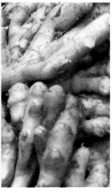

　　2.补足水分。肺是一个开放的系统，从鼻腔到气管再到肺，构成了气的通路。肺部的水分可以随着气的排出而散失。炎热的空气更容易带走水分，造成肺黏膜和呼吸道的损伤，因此，要及时补充水分。梨、荸荠、甘蔗、石榴等新鲜水果富含水分，又能清热生津润肺，是夏季养肺不可或缺的食物。

　　3.少食冷饮。很多人夏季喜欢喝冰镇冷饮，把瓜果放冰箱冷藏后再吃，很容易引发咳嗽，也会损伤脾胃、消耗阳气，引发各种疾病。

　　4.忌食辛辣烧烤食物，以免助生肺热。

推荐食谱

鱼腥草炒鸡蛋

原料 鸡蛋2枚，鱼腥草15克，盐、葱花各适量。

做法 1. 鱼腥草择去杂物，清水洗净，用刀切成小段，待用；鸡蛋磕入碗内，用筷子搅匀。

2. 炒锅置于火上，放入花生油烧热，投入葱花煸香，放入鱼腥草煸炒几下，倒入鸡蛋一起煸炒至成块。

3. 加适量清水、少许盐，翻炒至入味即可。

荸荠海蜇粥

原料 粳米80克，荸荠150克，海蜇皮50克，白糖适量。

做法 1. 粳米淘洗干净，用冷水浸泡半小时，捞出沥干；海蜇反复漂洗干净，切成细丝；荸荠洗净，去皮切丁。

2. 锅中加入约1000毫升冷水，将粳米放入，先用大火烧沸，然后加入海蜇丝、荸荠丁，再改用小火慢慢熬煮。

3. 待粳米熟烂时，下入白糖调味，再稍焖片刻即可。

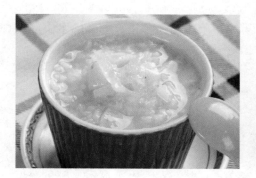

推荐茶方

鱼腥草茶

原料 鱼腥草500克。

做法 将鱼腥草择去杂质，用清水洗净，沥干水，捣碎后加适量水煎煮5分钟，去渣取汁。

用法 代茶频饮。

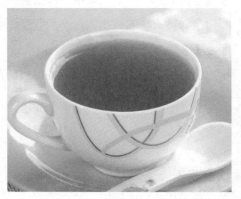

橄榄绿茶

原料 青橄榄2枚，绿茶3克，蜂蜜适量。

做法 将青橄榄、绿茶、蜂蜜一起投入杯中，用开水冲泡3分钟。

用法 代茶随时饮用。

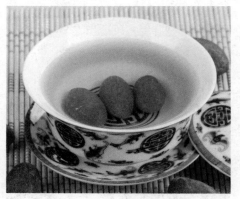

中医提示：热邪犯肺，在北方和南方的表现是不一样的。北方夏天的炎热还往往伴随着干燥，易伤肺阴，肺阴受损，就会出现干咳等症状。南方由于湿气重，湿热侵肺则会导致生痰，出现咳痰。但究其原因都是暑热之邪所致。

起居调养

夏季炎热，人体活动会损耗津液，如不注意防范，就会损伤肺阴。加之夏季贪凉，很容易伤害身体阳气，使外邪侵肺，导致感冒、咳嗽等症。

纳凉有度，防止阳气损伤

夏季阳气最盛。在人体阳气旺盛的时候，将阳气保护好，才能抵御疾病侵袭，这就是所谓的"春夏养阳"。

然而一到夏天，有人整天不离电扇或空调，寒凉之气会从皮肤、毛孔侵入人体，易伤肺卫之阳气，导致上呼吸道免疫力下降，细菌、病毒易乘虚而入。

夏季不宜长时间开着空调，空调温度不宜调得过低；晚上入睡前必须将空调关掉；注意室内的通风，每天开窗换气至少两次。

此外，空调里面易藏污纳垢，应定期清洗，以免诱发呼吸系统疾病。

防湿除螨，给肺健康的空间

螨虫随着空气、水、食物进入人体后，会通过呼吸道到达肺部并寄生在此处，形成肺螨病。夏季雨水较多，空气潮湿，枕头、床垫、被子、沙发、地毯等极易滋生螨虫，因此应定期清洗、经常晾晒。

健康午睡，也能养肺

夏季中午炎热，适当午睡不仅能解乏，还能保养肺气。不过午睡也要讲究方法，不能太随意。很多人伏在桌上睡，这样会减少头部供血，使人睡醒后出现头昏、眼花、乏力等一系列大脑缺血缺氧的症状。午睡时间也不宜过长，1小时之内为宜，时间过长，进入深度睡眠后再醒来，身体会更感不适。

此外，午睡时要适当覆盖衣物，还要避免吹空调，以免邪入肌理而伤肺。

> **小贴士：夏贴三伏贴，冬病夏治**
>
> 夏季机体与外界阳气均呈旺盛状态，此时可采用内服中药配合穴位贴敷、针灸等外治疗法来治疗一些冬季好发疾病。比如使用三伏贴，就对冬季易患的鼻炎及哮喘等有防治作用。

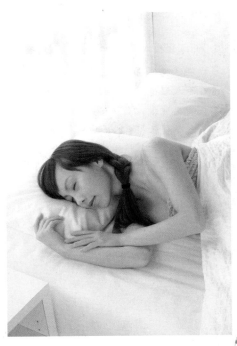

运动调养

适当的运动锻炼可提高人体自身免疫力，抵御疾病侵袭，尤其是有氧运动，能加强人体呼吸和血液循环，增强肺功能、消化功能和心脏功能。

适宜的运动

最适合夏季的运动是体能消耗少、技术要求低、时间要求松的轻运动，比如散步、慢跑、游泳、瑜伽、钓鱼等；打篮球、踢足球、快速跑、爬山等运动体能消耗过大，不宜做。尤其是中老年人，夏季进行这样的锻炼还可能引发疾病，带来风险。

运动注意事项

夏季散步和慢跑的时间不宜过长，1小时之内为宜，游泳每次坚持10～30分钟、每周两三次即可。

夏季晨练不宜过早，清晨虽然比较凉爽，但空气污染严重，建议早上6:00以后再出门锻炼身体。

运动过程中注意补充水分。

运动后不能马上吹风扇或空调，也不要急着洗澡。正确的做法是先歇一歇，等身上的热气发散出来、不再流汗之后再降温、洗澡。

小贴士：**起得太早伤肺气**

夏季天亮得早，很多人尤其是老年人醒得早也起得早，认为早锻炼更健康。其实起得太早反而不利于健康。肺经的经气在寅时（早上3:00～5:00）最旺，此时是肺工作的时间，若在此时就起来运动，会损伤肺气。正确的做法是待太阳升起来之后再做锻炼。

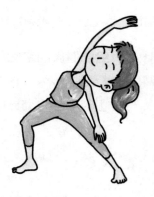

秋养肺 要防肺燥

中医认为秋应肺，秋天正是肺的脏气最旺、功能最强的时候。但是肺是一个很娇嫩的脏器，喜润恶燥，而秋季恰恰特别燥，"秋燥"很容易伤肺。所以，秋天如果不注意肺的养护，就会出现唇干、口鼻咽喉干、咳嗽、手足皲裂、肌肤干燥、大便秘结等肺燥症状，容易患呼吸系统疾病。秋天养肺的重点是防肺燥。

饮食调养

秋季养肺应遵循以下饮食原则：

1.饮食少辛多酸。多吃酸味食物，如苹果、橘子、山楂、猕猴桃等，能收敛肺气；少吃葱、姜等辛辣食物，可避免耗损肺气。

2.多吃具有润肺功效的食物，如银耳、豆腐、百合、蜂蜜、糯米、粳米、豆芽等。此外，秋季主养收，可适当进补，经常吃些山药、鸡汤、骨汤等，但切忌进补过量，以免伤害脾胃。

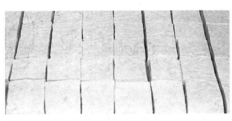

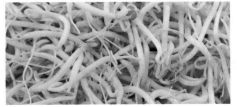

3.多喝水。干燥的秋天使人的皮肤日蒸发的水分在600毫升以上，所以秋天必须注意补水。通常，秋季每天要比其他季节多喝水500毫升以上，才能保持肺脏与呼吸道的正常湿润度，但要注意多次少量。

4.瓜果不宜多。进入秋季后，气温有所下降，瓜果类食物大多性凉，吃得太多，不但会伤及脾胃，导致腹泻、下痢、便溏等急慢性胃肠道疾病的发生，还会引发咳嗽，伤及肺。

5.汤粥去燥。秋干气燥容易伤及肠胃，汤粥类食物有助于健脾养胃、补充营养，很多汤品如山楂排骨汤、百合冬瓜汤还具有滋阴润燥的功效。山楂粳米粥、鸭梨粳米粥、白萝卜粳米粥、橘皮粳米粥、柿饼粳米粥都是常见的秋季养生粥，可以根据自身的体质和健康状况进行选择。

推荐食谱

太子参百合瘦肉汤

原料 猪瘦肉 150 克，太子参 30 克，干百合 20 克，罗汉果半个，盐适量。

做法 1. 猪瘦肉洗净切小块，太子参净洗，百合泡发、洗净。

2. 太子参、百合、罗汉果同放锅内，加水，大火煮沸后放入瘦肉块，改小火煲约 1.5 小时至熟，加盐调味即可。

食疗 清润肺燥，益肺生津。适用于秋季肺燥干咳。

西芹百合

原料 鲜百合 100 克，西芹 200 克，盐适量。

做法 1. 百合去掉黑色部分，掰成小瓣，清洗干净；西芹洗净斜切成薄片。

2. 西芹和百合放入沸水中汆烫一下，过凉水并沥干。

3. 锅中油热后，放入西芹、百合翻炒 2 分钟，加盐调味即可。

食疗 润肺防燥，最宜秋季食用。还能增强食欲。

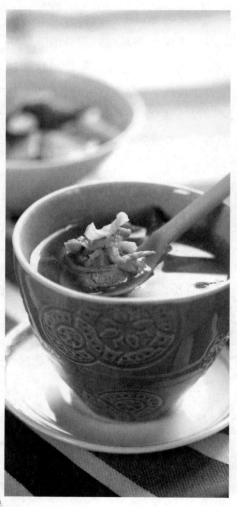

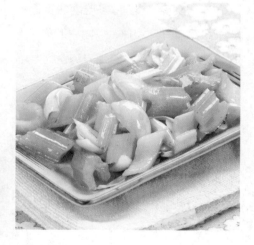

海参鸭肉汤

原料 鸭肉 150 克，海参 30 克，姜片、大葱段、盐各适量。

做法 1. 将鸭肉洗净切片，海参水发后洗净切薄片。

2. 锅中放适量清水，煮沸后放姜、葱、鸭肉、海参，大火煮沸后改小火煮 1 小时。

3. 加盐调味，略煮片刻即可。

食疗 滋阴清热。适用于秋燥干咳及阴虚发热。

推荐茶方

雪梨乌龙茶

原料 雪梨1个,乌龙茶5克,蜂蜜适量。

做法 1. 雪梨去皮榨汁。

2. 乌龙茶用开水冲泡5分钟,加入雪梨汁、蜂蜜饮用。

用法 代茶随时饮用。

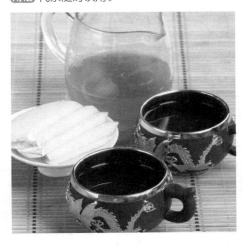

桔梗菊花茶

原料 桔梗5克,菊花3克,冰糖适量。

做法 桔梗加水煎煮10分钟,取汁冲泡菊花,加冰糖饮用。

用法 每日饮用一两次,每次冲饮至味淡。

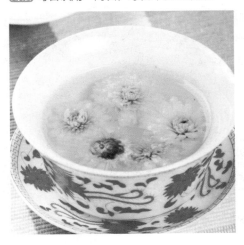

灵芝沙参百合茶

原料 灵芝、百合各10克,南沙参6克。

做法 将灵芝先用温水浸泡半小时,再同另外两味药同煎沸,置保温瓶中,代茶饮。

用法 每日1剂。

荸荠绿茶

原料 荸荠4个,绿茶3克,白糖适量。

做法 1. 荸荠去皮,加适量水榨汁。

2. 绿茶用85℃的水冲泡3分钟,混入荸荠汁,加白糖调味饮用。

用法 每日饮用一两次。身体虚寒的人不宜常饮多饮。

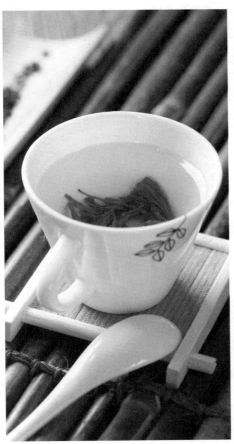

起居调养

秋季是养肺的好时节，除了饮食得当，起居也很重要。秋季起居应着重于两个方面，一是要早睡早起，二是要适当"秋冻"。

早睡早起，以养肺气

进入秋季后，白昼缩短，黑夜变长，宜早睡早起，睡眠时间应略长于夏季，以保持肺的清肃功能。秋季睡眠不足或者晚睡易伤肺气，肺与大肠相表里，短时间内不会出现太大的不适，进入冬季后就不一样了，消化不良、腹泻等肠道疾病就会找上门。

适当"秋冻"，能防疾病

秋冻与春捂一样重要。进入秋季后，气温开始逐渐下降，过早添加衣物无法锻炼身体的防寒能力，不利于人体对环境的适应性调节，到了冬季容易患各种呼吸系统疾病。

病从寒起，寒从脚生，所以秋冻不能冻脚，特别是女性，脚部受凉易导致月经不调、痛经。此外，腰腹部、肩颈部也不能受冻。

秋冻的温度应保持在10℃以上，当室外早晚气温降低至10℃时宜结束秋冻，适当增加衣物，以免惹病上身，冻出感冒、肺炎等疾病。

慢性肺炎患者、关节炎患者、风湿患者、心脑血管疾病患者以及老人、儿童不适合秋冻，应及时根据天气变化增减衣物。

此外，南北两地气候差异较大，北方入秋后早晚温差明显，冷空气来得急，秋冻应慎重，时间不宜过长。南方的秋天来得迟、凉得慢，早晚温差不太明显，秋冻时间可以适当延长。

小贴士：巧用蒸汽润肺

干燥的气候不利于呼吸道和肺脏健康，在家时可将开水倒入杯中，将鼻子对准杯口吸入冒出的蒸汽，早晚各1次，每次10分钟，可有效保持呼吸道和肺脏的正常湿润度。

142

运动调养

秋季是寒暑交替的季节，是"阳消阴长"的过渡阶段，此时进行适当的运动，可增强机体的抗寒能力，不仅能抵御秋季流行的各种疾病，而且在冬天来临时也不容易生病。

户外运动首选登山

在经历了炎夏的闷热后，秋季的凉爽让人们倍感舒适，正是户外运动的大好时机，登山是秋季户外运动的不错选择。登山能增强人体的呼吸和血液循环功能，使人的肺活量及心脏收缩力增大，对哮喘等疾病还可以起到辅助治疗的作用。

爬山时温度变化较为明显，可使人的体温调节机制不断处于紧张状态，从而提高人体对环境变化的适应能力。此外，秋日郊游登山能使人吸入空气中更多的负氧离子，对人的神经系统具有良好的营养和调节安抚作用。

耐寒锻炼正当时

秋天适当进行一些耐寒锻炼，如登山、步行、户外太极拳、洗冷水浴、骑自行车等，有助于提高人对环境变化的适应能力，提高心血管系统的功能。

实践表明，适宜的冷水浴锻炼对预防伤风、感冒、支气管炎有一定的效果。洗冷水浴前一定要活动身体至发热，之后将冷水先抹在脸、手臂和大腿等处，让身体逐步适应，然后再用冷水冲洗全身，且要边冲边摩擦身体。

冷水浴适合18～50岁的人群，有关节炎、风湿及心脏病的人最好不要轻易尝试。

运动注意事项

秋季早晚温差大，气温下降的环境容易导致血管收缩，造成肌肉、韧带、关节的运动损伤，运动前要充分舒展肢体，做好热身活动，运动中不应突然加大运动量。

晨练时不宜穿衣过少、脱衣过快；锻炼后忌穿汗湿的衣物，避免在冷风中逗留。

老年人、儿童和体质虚弱者，秋季运动量不宜过大，宜选择轻松缓和的项目，以免出汗过多，阳气耗损。

人在秋天容易疲乏，所以在运动后要注意休息，以恢复体力。

情志调养

悲秋的情绪古来有之，秋雨连绵、秋风肃杀、万物凋零，这些景象很容易使人触景生情，心底生出悲凉之感。悲忧伤肺，进入秋季后要学会调节自己的情绪，可登山远眺，可小园赏菊，可到农家参与秋收，尽量想办法排除环境带来的忧伤情绪。

冬养肺 要防寒邪伤肺

中医认为，肺主皮毛，皮毛受寒邪，会影响到肺，即所谓寒邪伤肺。而且肺脏直接与外界相通，冷空气到来后，最容易刺激呼吸系统，加上冬季运动减少，室内空气不流通，人体抵抗力减弱，就会给病菌以可乘之机，因此冬季也是风寒感冒、气管炎、咳嗽的高发时期。所以冬季养肺的重点在于防寒邪伤肺。

饮食调养

冬季养肺应遵循以下饮食原则：

1. 养护肾脏。肺为气之主，肾为气之根，冬季是属于肾的季节，养好肾脏对肺脏同样大有裨益，可减少哮喘的发病率。羊肉、鸭肉、鹅肉、板栗、芝麻、核桃、红薯、萝卜、木耳是补益肾脏的上佳食材，冬季的餐桌上应常备。

2. 饮水润肺。肺脏喜欢湿润、害怕干燥，干燥的冬季对肺脏是一种考验。建议每天至少饮水2000毫升，以维持肺脏和呼吸道的湿润。多喝温水，既能暖身，又可有效预防呼吸系统疾病。此外，具有润肺功效的水果也应经常食用，如苹果、梨、甘蔗等。

3. 多吃富含维生素A和β-胡萝卜素的食物，以修复并增强呼吸道上皮细胞和免疫球蛋白的功能，预防冬季呼吸道感染。

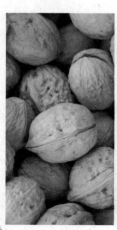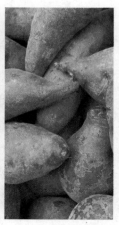

小贴士：冬季干燥，润肺固然重要，但润肺食物多性凉，如无明显肺燥症状，不宜多吃，以免助寒，反伤肺脏。水果最好放在室内温热一段时间后再食用，有些水果如梨、苹果、荸荠等可煮食，润肺效果不减。

推荐食谱

萝卜豆腐汤

原料 豆腐200克,白萝卜400克,盐、大葱末、姜末、香菜、胡椒粉各适量。

做法 1.萝卜去皮,切丝,放入沸水锅中焯一下,捞出,投入冷水中;豆腐切成粗条;香菜洗净,切末。

2.炒锅加油烧热,放入葱末、姜末炝锅,加入适量水,放萝卜丝、豆腐条,用大火烧沸,待萝卜熟透,加入盐,小火煮至入味,撒上胡椒粉、香菜末即成。

食疗 滋阴润燥,防寒。

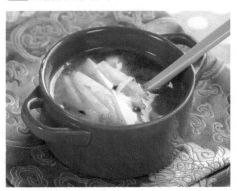

糯米藕

原料 白莲藕500克,糯米100克,鲜莲子75克,蜂蜜适量。

做法 1.将糯米淘洗干净,用清水浸泡30分钟,捞起,沥干水分;莲子洗净,去心;白莲藕洗净盛碗内,加上清水少许,入笼蒸20分钟,取出凉透,削去蒂。

2.将白莲藕削去皮,用水洗净,先切去一端藕节(留用),将糯米、莲子灌入藕孔,藕孔填满后,用刀背轻轻地捶拍。将切掉的藕节放回顶端,用牙签固定。

3.将装有糯米的藕放入砂锅中加水煮熟,取出晾凉,切片装盘,淋上蜂蜜即可食用。

食疗 温中益气,暖身强体。

推荐茶方

南北杏茶

原料 南杏肉、北杏肉各10克。

做法 将南北杏肉共放杯中,用沸水冲泡,闷5分钟即可饮用。

用法 代茶饮,每天1剂,冲饮至味淡。

麦冬生地饮

原料 麦冬、玄参、生地、甘草各10克。

做法 以上材料用纱布包好,放入杯中,用沸水冲泡,闷5分钟后饮用。

用法 代茶饮,每天1剂,冲饮至味淡。

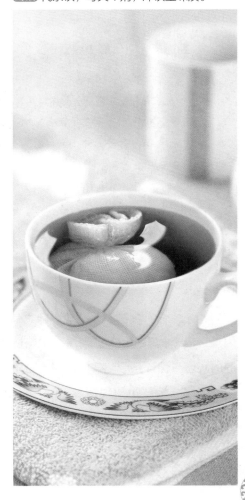

起居调养

冬季起居首先是要把握保暖这一原则，避免阳气外泄而伤及肺腑。此外，冬季多干燥、多雾霾，也需要做好相关防护工作。

做好清洁防雾霾

冬季降水较少，使空气中灰尘含量高，应养成睡前清洗口鼻的习惯，清洗鼻腔时最好用棉签蘸着淡盐水清洗。雾霾天气时更应及时清洗脸、口、鼻和手，以免有害物质进入肺脏。

勤通风，空气好少感冒

冬季很多人总待在室内，没有受凉，却也避免不了感冒，这主要是因为室内空气较差，病菌容易侵入肺。所以每天需要适当通风，以改善空气质量。

开窗通风应选在中午比较合适，因为此时温度较高、空气污染较少。每次通风时间在30分钟以内为宜。

注意保暖，以防寒邪伤阳

冬季衣着要注意保暖，但穿衣也不宜过厚过紧，过度保暖出汗后易感冒。重点保护颈部与腰腹。出门前最好围上围巾，以免颈部受寒受风，同时还应避免穿低腰裤。

冬季的早晨室外温度太低，过早出门，室内外温度会形成明显的温差，容易诱发感冒、咳嗽、流鼻涕等不适，早上锻炼身体最好等太阳升起后半小时再出门，如果是带宝宝出门，最好在10点之后。

从室外回到家里，别急着脱掉厚重的衣服，可以先休息一会儿，等身体适应了室内的温度再换衣服。

情志调养

冬天养肺，关键在于掌握冬令之气"闭藏"的特点，精神调养应使"神藏于内"。所谓神藏于内，是指重视和保持情绪的安宁，及时调整不良情绪，保持平静的心态，保证冬令阳气的伏藏不受干扰。

因此，要尽量避免情志不舒，注意保持情绪乐观，遇到不顺心的事情要注意保持冷静，以避免神志反常，喜怒无度，杂虑太多而伤神，进而伤及脏腑。

运动调养

冬天很容易感冒，尤其是那些平时肺部和支气管容易感觉不舒服、易咳嗽的人，更容易反复发病。养肺的关键在于加强机体免疫功能，选择几项适合自己的运动，每日坚持不懈地练习，对增强机体免疫力、提高肺功能很有好处。

运动的注意事项

冬季运动时间不必强求，感觉身心舒适为宜。

运动应避开大风、大雪、雾霾天气；运动时衣服不宜穿得过少；运动不宜太过剧烈，以免热汗遇到冷风造成感冒。

小幅度运动最适宜

冬季适宜进行动作幅度较小的各种有氧运动。可以根据自己的年龄和身体状况选择最适合自己的、最能持之以恒的运动。

年轻人可以选择慢跑、滑雪、健身操，运动时间应适量延长一些，比夏季多运动15分钟左右即可；中老年人可以选择散步、快步走、慢跑、瑜伽、太极拳等。户外运动，每周至少应安排两三次。

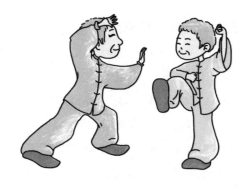

慢跑最适合中老年人

慢跑属于有氧运动，能显著增加肺通气量和肺活量，特别适合于中老年人，每周可进行三四次跑步。慢跑的时间可安排在上午日出后和下午日落前后，每次约30分钟。慢跑要注意循序渐进、逐渐养成习惯，坚持下来才能达到强身健肺的效果。

小贴士：冬季待在室内时间较长，疏于运动，呼吸属于浅呼吸，肺不能得到有效的锻炼，久而久之，肺功能就会下降。因此，要注意每天做做深呼吸，也就是腹式呼吸。其方法是：吸气，最大限度地向外扩张腹部，保持几秒钟，然后呼气，最大限度地向内收缩腹部。保持节奏，每次做20～30下。

天人相应，好作息带来好身体

"善言天者，必应于人。"
——《黄帝内经·素问·气交变大论篇》

寅时养肺 养肺的最佳时间

人体五脏六腑都有其运行时段，养肺的最佳时段是寅时（凌晨3:00 ~ 5:00）。肺主肃降。此时人会睡得很深，借此来保证肃降之气的运行。

寅时养肺关键在熟睡

寅时是气血流注肺经之时，这时大地开，阴阳开始发生转化，由阴转阳。人体此时也进入阳气渐盛的阶段。此时，肝脏把血液推陈出新之后，将新鲜血液供给肺，通过肺送往全身。这个转化的过程需要有一个深度的睡眠来进行，所以此时睡好觉就是最好的养肺方式。

若是在寅时熬夜或是早醒，就会因为与身体的气血运行相违背，而有一种度日如年、特别难熬的感觉。

寅时睡不着一定要练练气

当然，寅时早醒的人要是觉得睡不着的话，也不要有急躁的情绪。因为这样会使人气郁心闷，更加难以入睡。若实在睡不着，不妨披衣静坐，

闭目，调整呼吸，练练气，坚持一段时间后就会有一个良好的睡眠。

寅时醒来寻太渊

对于寅时醒来难寐者，中医多采用针刺太渊穴来治疗，常可一穴见效。对于不会针刺者，自己轻柔地按摩一下太渊穴，能够收到一定的效果。

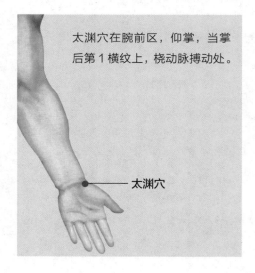

太渊穴在腕前区，仰掌，当掌后第1横纹上，桡动脉搏动处。

—— 太渊穴

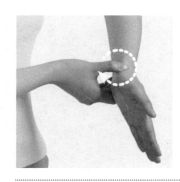

太渊穴还有调节血压的作用。早上起床血压有波动、心律失常的人，可以先在床上按揉两三分钟，以促进气的运行，等心律平稳一点了，再穿衣起床。

少熬夜 防止肺阴虚、肺老化

现代人工作生活节奏快，很多人加班熬夜成常态，都知道熬夜伤肝，却不知熬夜同样也会伤肺。

熬夜耗损肺阴

中医认为，肺主清肃，通俗地说，肺和呼吸道有清洁和使人体精微向下输送的功能，这两种功能都需要"水"也就是肺阴的配合。

熬夜是一个暗耗阴液的过程，长期熬夜，体内阴液慢慢被消耗，会导致阴虚或加重原有的阴虚。肺阴不足，水不制火，血热内生，就会出现呼吸道干燥、上火等表现，很多人熬夜过后会出现咳嗽无痰、口干咽燥等都是这个原因。

而且肺经经气在凌晨的3:00～5:00最旺，此时不睡觉，肺疲劳工作，不仅不利于器官排毒，还会降低或损伤其应有的功能。

熬夜久坐，肺易老化

熬夜工作，或是熬夜打麻将、玩游戏基本都是坐着，久坐也会伤害肺。正常成年人在平静时的呼吸频率为每分钟16～20次，而坐着的时候每分钟呼吸次数只有10～16次，而且都是浅呼吸，这些浅呼吸都低于肺的实际能力，长期如此，中下肺叶得不到锻炼，易使肺叶老化。

也就是说，如果不运动，肺功能就在久坐中不知不觉地退化了。对于中老年人来说，如果缺乏运动，这种老化更为明显。

久坐还会使胸腔血液不足，导致人的心、肺功能进一步降低，加重中老年人心脏病和肺系疾病，或使其迁延不愈等。

悲伤肺，养肺先养好心情

"忧伤肺，喜胜忧。"

——《黄帝内经·素问·阴阳应象大论篇》

欢声笑语 养肺的良药

中医认为，忧伤肺，忧属于人的心情，可见调整好心情，保持好的情绪对于肺也是一种养护。

笑能养肺宣肺

养肺的方法多种多样，但"笑"无疑是最实惠且最有效的一种。因为悲能伤肺，而喜胜悲。

笑对机体来说是最好的一种"运动"，不同程度的笑对呼吸器官、胸腔、腹部、内脏、肌肉等都有适当的协调作用；尤其是对呼吸系统来说，大笑能使肺扩张，人在笑时还会不自觉地进行深呼吸，帮助清理呼吸道，使呼吸通畅。

另外，人在开怀大笑时，可吸收更多的氧气进入身体，随着流畅的血液行遍全身，让身体的每个细胞都能获得充足的氧气，所以说笑能宣肺，喜悦可以冲走忧伤。

清晨锻炼，若能开怀大笑，可使肺吸入足量的大自然中的"清气"，呼出废气，促进血液循环，从而使得心肺气血调和。

欢声笑语，百脉舒和

中医学认为"悲忧为肺志"，即是说悲忧这种情志变化与肺脏的关系是十分密切的。肺的主要功能是"主气"，一是主呼吸之气，即吸入大自然的空气，呼出人体内的废气；二是主全身之气，即肺将吸入的新鲜空气供应给全身各个脏腑器官，从而保持全身功能活动充沛有力。

人的情绪一旦低落消沉，悲哀忧伤，就会对呼吸之气和全身之气的运转造成阻滞，从而损伤肺志，出现咳嗽、气喘等肺部疾病。反过来，当肺气虚弱时，人对外界刺激的耐受度会降低，很容易产生悲观、自卑等不良情绪。所谓忧悲则气结，喜则百脉舒和。

所以，欢声笑语实乃养肺良药，在生活中学会调节自己的情绪，才会百脉舒和，肺脏也能真正健康起来。

每天唱唱歌 轻松把肺养

我们看到，很多歌唱演员，说起话来中气很足，其实这与他们平时总唱歌有很大的关系。唱歌时所用的呼吸方式不同于日常说话，它能更充分地调动肺泡活动，从而起到强健肺功能的作用。此外，唱歌本身能消除疲劳、解除抑郁、去除掉烦恼，心情舒畅了，肺自然就好了。

唱歌能增加肺活量

一个健康的人在静止时每分钟吸入的空气量一般为3～4升，唱歌时，由于呼吸加快，吸入空气量最多可以增加到80升，从而使肺活量得到有效的增加。唱歌还能使人体呼吸系统的肌肉得到充分锻炼，可以很好地增强肺功能。

唱歌能增强肺功能

唱歌时使用的是腹式呼吸，人的胸肌伸展，胸廓扩张可促进肺内气体的交换，从而最大限度地让肺泡活动起来，对于增强肺功能也有很好的作用。腹式呼吸对于有肺气肿、慢阻肺的人来说也很有益。

唱歌让肺气舒畅

腹式呼吸的另一个好处就是，它在不知不觉中加强了腹部肌肉的锻炼，对肠胃功能起到很好的调节作用。肺与大肠通过经络互相络属，构成表里关系，在生理病理上互相影响。如肺气肃降正常，则大肠传导如常，大便通畅；若肺失肃降，津液不能下达，则大便秘结；反之，若大肠实热，腑气不通，也可使肺气不利而致咳喘。

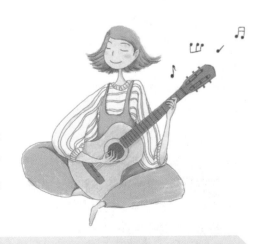

小贴士：任何事情都要适度，过犹不及，唱歌能改善肺气虚，但方法不正确也会反过来伤到肺。很多人在KTV里唱歌时声嘶力竭，这样是很容易损伤肺气的。当然，小声的哼唱也起不到健肺的作用，不过对于调整心情还是有作用的。

专题：生活小细节，养肺大功效

雾霾天，戴好口罩再出门

雾霾天对肺的伤害不言而喻，对于需要在室外活动的人来说，防雾霾的第一步就是佩戴口罩。合适的口罩加上正确的佩戴方法能帮你阻挡大部分雾霾，给肺最大程度上的保护。

口罩花样多，防霾要选N95

口罩用途不同，种类和造型也多种多样，要想防霾，首选要选对。

市场上的口罩主要分为棉布口罩、一次性医用口罩和N95型口罩三类。

传统的棉布口罩是采用多层过滤的方式进行阻挡性过滤的，但是纱布的空隙太大，无法阻挡PM2.5。

一次性医用口罩是为医疗用途而设计的，但我们在药店所能购买到的是普通的医用口罩，对于颗粒物和细菌的过滤能力远远低于外科用口罩和医用防护口罩，对PM2.5的过滤能力也很差。有的虽然含有活性炭等吸附性物质，但由于无法完全贴合面部，侧面严重漏风，无法保证其对PM2.5的有效过滤。

对于阻挡PM2.5来说，N95型口罩是相对比较好的选择。N95，简单地说，就是使含细微颗粒物的空气通过口罩，然后检测口罩阻挡了多少颗粒物。如果阻挡了90%以上的颗粒物，那么这个口罩就是N90型，如果阻挡了95%以上，那么就是N95型。

阻挡率不是越高越好

口罩的阻挡率也不是越高越好。过滤性能越高，也就意味着其透过性越差，戴上口罩之后呼吸所遇到的阻力也就越强。一旦呼吸频率稍微加快一点，人就会感到喘不过气来。所以并不是阻挡率越高越好，防雾霾，N95口罩总的来说是比较合适的。

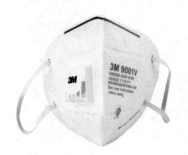

戴对了，防霾才有效

正确佩戴 N95 口罩，只需 4 步。

1 先将头带拉松，手穿过口罩头带，金属鼻位向前。

2 将口罩紧贴面部，下端头带套过头部，置于颈后，口罩上端头带拉至头后，然后调校至舒适位置。

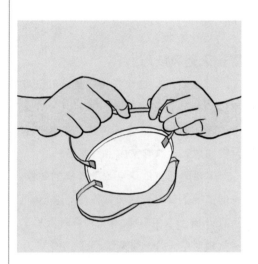

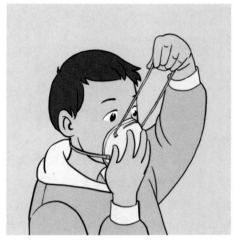

3 双手指尖沿着鼻梁金属条，由中间至两边，慢慢向内按压，直至紧贴鼻梁。

4 调校头带及鼻梁金属条，使得大力呼吸时口罩边缘没有空气进入。

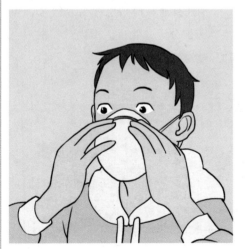

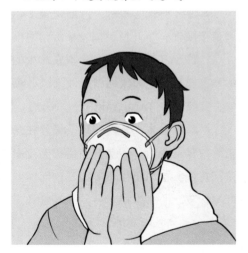

小贴士：N95 口罩可多次使用，但如果出现异味或阻塞，就应当及时更换。

居室常通风，空气清新不伤肺

每个人外出回到家中时都会携带许多微生物和细菌，人们在室内呼出的二氧化碳、水蒸气等也成为细菌繁殖的温床。如果不开窗通风，屋内的微生物和细菌含量将逐渐累加，甚至多于室外空气。长时间在这样的室内活动，肺很容易遭受细菌的入侵，更容易感冒咳嗽。

开窗通风应注意的问题

1.如室外空气质量好，可在每天的早、中、晚开窗通风3次。不要认为开窗次数越多越好，因为频繁开窗会使室温降低，老人和孩子容易生病。

2.房间较小、室外有风或较寒冷的情况下，开窗时间应短一些；房间较大、室外无风或较暖和的情况下开窗时间应长一些。以80平方米的房间为例，在无风或微风的条件下开窗20分钟左右就可使致病微生物减少60%。

3.如果室外是马路，污染物较多，就需要变动一下开窗时间。早上稍提前一些，晚上稍拖后一些，争取在车少的时候开窗换气。如果遇到风沙天气，最好在有纱窗的情况下，窗户开小一点。

4.寒冷季节，老人和孩子最好在开窗之前加点衣服，以免开窗后因温度骤降而患病。室内温度不要因开窗而降到16℃以下，控制在16℃～24℃为最佳。

雾霾天通风技巧

开窗换气，这个在平日里再也正常不过的举动，在雾霾天，却成了一个棘手问题。不过只要掌握方法，也能通过开窗通风有效改善室内空气质量。

1.要避开室外污染浓度较高的时候。一般情况下日出前后和黄昏是污染顶峰，不宜开窗。上午10时和下午3时前后，空气相对好一些，可酌情开窗。

2.风力较大引起扬尘的时候不宜开窗。

3.开窗通风时拉上纱窗或纱帘，可减少一部分污染物进入室内。在窗户上加装过滤网，阻挡效果更好。

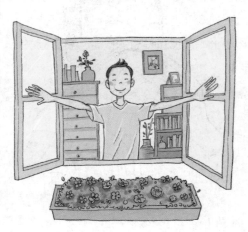

流感肆虐时，少出门、勤洗手

每年的春天，随着气温慢慢升高，流感病菌也开始猖狂了。养成良好的卫生习惯，能帮助我们杜绝流感的侵袭。

少去公共场所，远离传染

流感季节，公共场所、人群密集的地方，通常是流感传染源。一旦有流感来袭，防疫部门会及时发布流感预警，这期间要尽量少去公共场所，避免被病菌感染。

如必须去，也要尽量减少在公共场所滞留的时间，同时，不要与那些打喷嚏、咳嗽的人群接触，出入公共场所，最好戴上口罩，减少病菌的侵入。

办公室防流感方法

办公室属于比较封闭的公共场所，一旦有人得了流感最容易迅速扩散，所以更要加强预防。

1.尽量不要在办公室内同患感冒的同事亲密接触，如果要和他们握手或交接东西，必须确保及时洗手。

2.在感冒患者长时间咳嗽时，应有意识地捂住鼻子和嘴。

3.打开窗户。密封的办公室使感冒细菌和感冒病毒最易传播，办公室工作者最好的习惯是一进门就打开窗户。

勤洗手，降低接触病菌的概率

手是最容易接触病菌的部位，电灯开关、门把手、电梯按钮、电话等都是病菌传播的媒介，如果外出接触了这些部位，没有及时洗手，接触到眼睛、嘴唇或鼻子，就有可能被传染。所以应养成勤洗手的好习惯。洗手时要使用香皂，并且要特别注意洗净指缝、指甲缝。

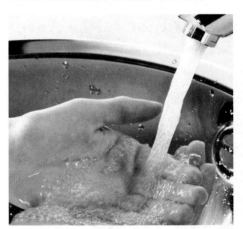

小贴士：对于老人、小孩和一些身体免疫力比较差的人群，在流感多发的季节，接种相关的流感疫苗，对于有效预防流感是非常有帮助的。

经常清洁，居室干净、肺也干净

风沙天、扬尘天……室外的污染我们往往很容易注意到，却很少留意室内的灰尘。事实上，绝大多数的呼吸道感染都是由于室内尘埃导致的。

室内灰尘来自哪里

室内灰尘主要来自人体脱落的死皮细胞、从门窗飘入的尘土、进门时带入的土壤、寄生尘螨及其排泄物、衣服脱落的纤维等。这些灰尘或颗粒有的成为细菌繁殖的温床，有的则会直接被吸进肺里，还有的容易引发过敏、哮喘等。

正确清洗降低室内尘埃污染

清洁居室，我们常常会想到扫地、抖衣服、擦桌子等，然而这些活动正是将室内堆积的尘埃再次扬起形成室内空气污染的过程。所以，要想更好地清洁居室，需要采用科学的方法。

1.选用恰当的办法清洗。地上尽量用吸尘器清扫，抹布和拖把打湿后再擦桌子、拖地，敲打衣服或被子的时候，要到室外去，避免将室内的尘埃再次扬起。

2.适当使用加湿器。加湿器可以保持适宜的室内湿度，让空气中的尘埃慢慢被水分湿润，便于沉积到地面。

3.注意勤擦电器。电器在工作时会产生静电，静电最容易吸附灰尘，这也是电脑、电视表面很容易脏的原因，要定期擦拭。擦电器时要用柔软的湿布。

4.窗台、窗纱定期清洁。窗台、窗纱以及窗帘上附着室外的尘埃以及各种细菌，打开窗户的同时，上面的尘埃会落到室内，通风时灰尘也会飘进室内，所以一定要定期清洁。

5.暖气片常清洁。尘埃沾在暖气片上，会随着温度的升高而飘浮在空气中，这种飘浮的尘埃更容易进入肺。所以暖气片在冬季一定要常擦拭。

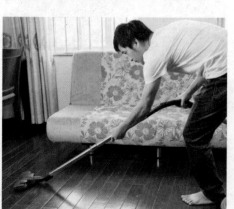

小贴士：螨是一种个体极微小的节肢动物，人的肉眼是看不见的。卧室内的枕头、被褥、软垫和家具都是螨的寄生之处。螨很容易导致人过敏而生病，吸入肺中还会导致肺螨病，且难以有效治疗。家里的枕头、被褥、软垫等定期清洗晾晒，可有效减少螨的滋生。

室内种花草，要防"花香中毒"

养花种草本来为的是提高空气质量、颐养性情，可如果不小心养了不宜在室内种植的花花草草，往往会事与愿违。长期和这些"毒花毒草"住在一起，肺部会很受伤。

室内不宜放的植物

夜来香

夜来香开花时会释放出生物碱及对嗅觉刺激强烈的微粒，闻了之后会导致胸闷等不适，长期处于这种花香中还会出现头晕、咳嗽、气喘、失眠等症状。

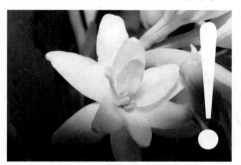

夹竹桃

夹竹桃全株皆有毒，所含的强心苷属于剧毒物质，对呼吸系统和消化系统伤害极大。即使在庭院种植，也不宜靠近窗口和人行道。

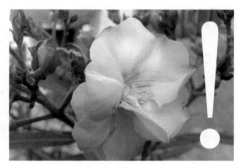

接骨木

接骨木散发出的气味会造成头晕、恶心、呕吐、呼吸困难、惊厥等不适。

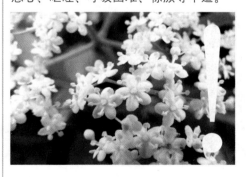

紫荆花

紫荆花的花粉有毒，误吸后会诱发咳嗽、哮喘。

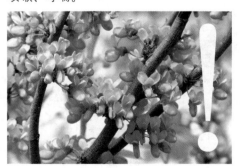

除了以上几种花草，还有一些常见的花草虽然不会直接伤害肺脏，但会导致皮肤、肠胃、神经系统的损伤，同样不宜在室内种植，如水仙、郁金香、滴水观音、一品红、黄杜鹃花、松柏、洋绣球、五色梅等。

养对绿植，帮你清除有害气体

　　室内养点绿色植物，不但能点缀家庭环境，有些还可以吸收空气中的有害气体，起到净化空气的作用。养对绿植，相当于在你的房间里装上了一台永不停歇的空气净化器。

除有害气体最有效的四种绿植

吊兰

　　吊兰能对房间起到一定程度的净化作用，尤其是能够吸收甲醛，还能吸收火炉、电器、塑料制品散发的一氧化碳、过氧化氮等有害气体。

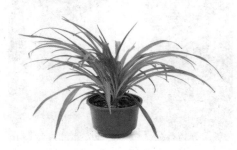

常春藤

　　常春藤最大的功效是能够清除强致癌物苯，还能吸附从室外带回来的细菌和其他有害物质。

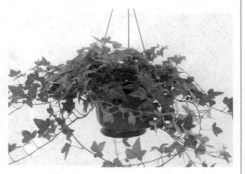

虎尾兰

　　虎尾兰可吸收室内多种有害气体，虎尾兰白天还可以释放出大量氧气。

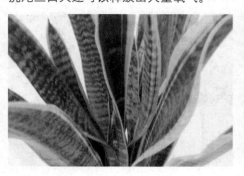

龙舌兰

　　龙舌兰对苯、甲醛和三氯乙烯等都有一定的吸收作用。

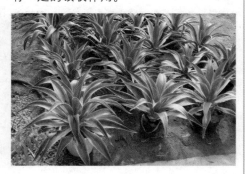

专家提示：绿植虽好，但在室内也不能养太多，因为植物也要呼吸，会在夜间释放二氧化碳，一旦屋内种植的绿色植物太多，就会对人体造成一定的影响。

养宠物，当心诱发哮喘

　　家里养上一只宠物，可以打发时间、排遣孤寂，是带给人类温暖与爱意的存在。然而，这些宠物在无意之中也会伤害到我们的肺。

宠物毛会伤害肺

　　人的毛发会不断进行新旧更替，宠物也不例外，它们也会长出新毛、脱去旧毛。对于肺脏来说，宠物掉下的毛是很可怕的致病因素。人在呼吸时，飘在空中的宠物毛会随着空气一起进入呼吸道，进而深入到肺部。

　　偶尔少量吸入宠物毛并不会对肺脏造成太大的影响，但如果长期与宠物相处，吸入的宠物毛过多，肺脏就会不堪重负，引发呼吸不畅和发炎，带来胸闷、气短等不适。作为一种异体蛋白，宠物毛如果长期、反复地被人吸入肺中，可能诱发肺间质纤维化。

宠物毛能诱发哮喘

　　宠物身上脱落的毛和排泄物是诱发哮喘的重要过敏原，它们随着人体的呼吸运动进入鼻腔与支气管，导致支气管平滑肌痉挛、黏膜水肿、分泌物增多，从而引起哮喘。

　　如果和宠物接触后出现鼻子与喉咙发痒、流清鼻涕、打喷嚏、咳嗽等症状，那么要小心了，哮喘可能正处于潜伏状态，一触即发。

　　哮喘长期反复发作对肺脏的损害十分严重，因此家有哮喘患者时切忌饲养宠物，尤其是易脱毛的狗、猫、兔子等哺乳类宠物。

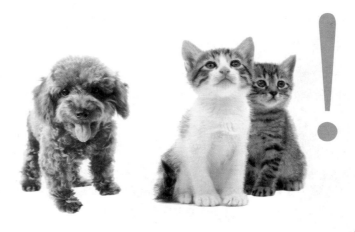

空气净化器，及时清洁才能享受清新空气

空气净化器是指能够吸附、分解或转化各种空气污染物（包括 PM2.5、粉尘、花粉、异味、甲醛之类的装修污染、细菌等），有效提高空气清洁度的家电产品。

现在，很多家庭都配备了空气净化器，认为用了空气净化器，居室空气质量就能有效改善。其实，室内空气能否得到改善，还要看空气净化器是不是用对了。

空气净化器也可能成为污染源

空气净化器在净化空气的同时也聚集了大量的灰尘、细菌等污染物，如不及时清洁，随着室内空气的流动，会对室内造成更大污染。对于患有呼吸系统疾病的人来说，还会明显加重病情或症状。

如何清洁空气净化器

过滤类净化器

前置滤网（一般为机箱后盖）使用的时间长了，会聚集一些灰尘，从而影响进风，影响空气净化的效果。所以，需要用吸尘器把灰尘吸走，或者用抹布清理，甚至水洗。

部分过滤网需要定期拿到太阳底下去晒一晒，净化效率才能较好地保持，如活性炭滤网。

有的空气净化器的除臭滤网可以通过水洗，以保持净化效率，延长换滤网的周期。

离子发生器一般是内置的，不需要清洁，较好的离子发生器工作效率都较高。

风机、电极上积尘较多时，要及时清除，一般每半年保养一次。可用长毛刷刷除各电极及风叶片上的灰尘。

静电类净化器

此类净化器一般只需清洁静电模块或集尘模块，方法简单。用毛刷或抹布擦拭，或者在清水中漂洗后风干即可。

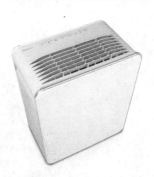

加湿器，正确使用才能防燥又不伤肺

我们的身体最喜欢的空气湿度是45% ~ 60%。少雨季节或空调房里空气干燥，很容易出现皮肤干燥开裂、口干舌燥、感冒咳嗽、心情烦闷等不适，这些不适在北方的冬季更加明显。于是加湿器应运而生，通过增加室内空气湿度改善干燥的居住环境、减少人体的不适感。

加湿器用错反伤肺

适宜的温度与湿度是细菌、病毒快速生长繁殖的温床，如果不注意及时清理，细菌病毒就会随着空气一起进入呼吸道，引发炎症，即所谓"加湿器肺炎"。

加湿器的正确用法

及时调节：加湿器不宜全天24小时使用，每次使用半小时为宜，可一天内多次使用。根据天气情况、室内外的温度，调节加湿器的湿度。加湿器若没有湿度显示，应在房间内远离加湿器处放置湿度计，以随时调节加湿器。

不要直接添加自来水：自来水水质较硬，含有多种矿物质，直接倒入加湿器中会形成水垢，既影响加湿器的使用寿命又会污染室内空气，最好为加湿器添加纯净水或蒸馏水。

每天换水，每周清洗：加湿器应每天换水，而且最好一周清洗一次，以防水中的微生物散布到空气中，诱发呼吸系统疾病。

不要添加杀菌剂：添加在加湿器中的杀菌剂被人体吸入后可损伤肺细胞，易引发肺炎。

经常通风很重要

适宜的温度与湿度能让人舒服，但同时也是细菌、病毒快速生长繁殖的温床，它们随着空气一起进入呼吸道之后会引发炎症。所以使用加湿器也要经常注意开窗通风，新鲜的空气才是健康最好的保障。

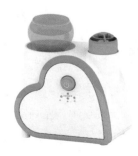

小贴士：关节炎、风湿、糖尿病患者使用加湿器要注意控制湿度，以免湿度较大加重病情。

空气清新剂也是室内空气污染源

日常生活中，由于居室通风不畅难免会积存异味，因此，许多人希望借助空气清新剂来驱走异味，改善空气质量。同时在空气中散发淡淡香味，可以提神醒脑，缓解疲劳。那么，空气清新剂是否真的可以清新空气呢？

"掩盖"并非"消除"

空气清新剂是由乙醚、香精等各种化学成分合成的，它的作用是通过散发香气来盖住异味，而不是与空气中导致异味的气体直接发生反应。也就是说，空气清新剂的效果并不是清除空气中的有害气体，对多数有机污染物（如苯、二甲苯）几乎没有净化作用，仅仅是用一种讨人喜欢的香型将异味掩盖而已。

"清香"本身就是污染

空气清新剂中含有的丁烷、丙烷和压缩的氮气，本身就是挥发性的有毒物质，它们在挥发香味的同时会对人体造成伤害。

一些空气清新剂标称是天然产物合成的，没有危害，一般消费者也多会选择这类产品，其实在这类空气清新剂中，也同样含丁烷、丙烷和二甲醚等化学物质。这些物质产生的气体本身就是空气污染物，反而会加剧室内空气的污染程度，长期使用对人体会产生不良刺激。

劣质芳香剂还会对人的神经系统产生危害，香味的化学成分可以通过口、鼻以及皮肤吸收进入人体。这些成分可以通过血液循环到达全身各部位。敏感人群极易引发头疼(特别是偏头痛)、打喷嚏、流眼泪、呼吸困难、头晕、喉咙痛、胸闷等症状。

经常通风，才能保证室内空气清新

其实有许多方法可以改变室内空气的质量，比如通过开窗换气使室内空气流通；另外，种植适量的绿色植物也可以提高空气质量，同时更应该注意消除卫生死角，实现真正意义上的空气净化。

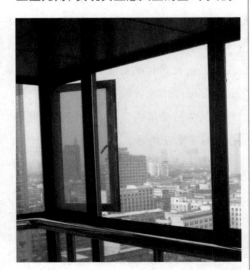

不可忽视的 4 个空气污染重灾区

雾霾严重的天气，我们很容易提高警惕，做好防护措施，然而，即便没有雾霾的日子，有些地方的空气污染依然是很严重的，如果在这样的环境中长期停留，同样会伤害到肺的健康，一定要注意避免。

空调房

空调不清洗，就成细菌源

空调系统的风管很容易积灰尘和细菌。调查显示，大多数家用空调的细菌、霉菌含量超标，加上清洗空调的次数有限，空调使用几年后就成了室内细菌的重要来源，长期待在这样的空调房里容易患上尘肺病、间质性肺炎。

应对方法：定期清洗空调，尽量少使用空调。

堵车路

汽车尾气似毒气

汽车尾气是空气污染的重要因素，长时间堵车的路段则是汽车尾气严重集中的区域，属于空气污染重灾区。很多人遇到堵车时会打开车窗换气或观察堵车情况，殊不知就吸入了更多的污染空气。

应对方法：关闭两侧车窗及车外循环系统，使用内循环，或者打开天窗透气。

厨房

油烟会引发多种呼吸系统疾病

厨房的玻璃几天不擦上面就会沾满油和灰，这些油烟同样也会被吸入我们的身体，厨房若是长期通风不好，我们的呼吸系统也会像玻璃和纱窗一样变得污迹斑斑。长期吸入油烟可引起感冒、鼻炎、咽喉炎、气管炎、哮喘等呼吸系统疾病，甚至会引发肺癌。

应对方法：安装性能良好的抽油烟机，及时打开厨房的窗子通风换气，不要经常煎炸食物，定期清洁玻璃、纱窗和抽油烟机。

停车场

扬尘和尾气都严重

停车场里汽车集中，汽车启动和缓慢行驶会排放大量的废气；汽车进出扬尘较多的露天停车场，以及卫生质量堪忧的地下停车场，还会造成大量灰尘漂浮。

应对方法：减少在停车场逗留的时间，不在车里休息。

乔迁新居，不可忽视甲醛危害

乔迁新居本是一件好事，但是装修建材、家具、装饰等释放出的刺激性气体甲醛却会给健康带来威胁。如果家里有孩子或孕妇，受到的伤害就更大了。

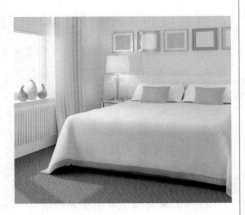

甲醛的危害到底有多大

刺激皮肤黏膜	甲醛对人体的主要危害，就是会刺激皮肤黏膜。在室内达到一定浓度时即会引发人体不适感，浓度进一步升高则会对呼吸道和皮肤产生强烈的刺激，导致打喷嚏、咽喉疼痛、声音嘶哑、胸闷气短、皮炎、眼红眼痒等症状出现。
诱发过敏	甲醛具有腐蚀性，皮肤直接接触甲醛可引发过敏性皮炎、色斑及皮肤坏死；当高浓度的甲醛被吸入呼吸道后，可诱发支气管哮喘。
中毒	浓度过高的甲醛可引发急性中毒，中毒者会出现呼吸困难、咽喉烧灼感、肺水肿、过敏性皮炎、黄疸等症状。长期与低浓度甲醛接触会导致慢性中毒，表现为头晕头痛、嗜睡乏力、记忆力减退、免疫力下降，还会出现呼吸功能障碍等。
致癌	长期频繁接触甲醛的人易患淋巴癌、多发性骨髓瘤、骨髓性白血病等。

不同浓度甲醛带来的身体反应

0.06 ~ 0.07 毫克 / 立方米	儿童出现轻微气喘
0.1 毫克 / 立方米	可闻到异味，身体出现不适感
0.5 毫克 / 立方米	眼睛不适，出现眼红、流泪等症状
0.6 毫克 / 立方米	咽喉感到不适或者疼痛
0.6 ~ 30 毫克 / 立方米	咳嗽、胸闷、气喘、恶心、呕吐、肺水肿
30 毫克 / 立方米	致人死亡

怎样除甲醛

通风是消除甲醛最简单的方法。将室内所有窗户打开，通过空气的自然流动可将甲醛排出，降低其含量。

光触媒法也是一种有效的除甲醛方法，购买光触媒，按照说明书使用即可。不过，光触媒需要紫外线的激发才能发挥作用，但房间里有很多紫外线死角，比如抽屉里、柜子背面，因此限制了光触媒的作用。

养一些具有吸附作用的花草，如吊兰、虎尾兰、龙舌兰等，可对甲醛起到一定的清除作用。

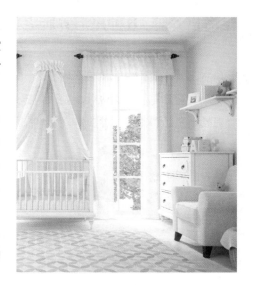

那些不靠谱的除甲醛方法

甲醛清除剂

不能有效清除甲醛，同时造成室内空气二次污染，且易损伤地板、家具。

活性炭

吸附能力有限，除甲醛效果不太明显。

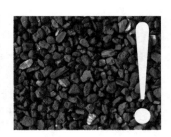

放水果和茶

只能掩盖甲醛的刺激性气味，没有除甲醛的功效。

点蜡烛

产生对人体有害的铅、汞等物质。

醋熏

可起到一定的杀菌功效，但对消除甲醛没有效果。

小贴士：闻不到异味并不代表甲醛不超标

甲醛刺激性强，当浓度达到0.06～0.07毫克/立方米时即可被嗅觉感知，但不能认为闻不到异味就代表甲醛没超标。人对气味的感知具有明显的个体差异，有的人嗅觉迟钝，甲醛浓度高达1毫克/立方米时才能闻到异味，此时甲醛已对健康造成了损伤。

足浴也养肺：6种足浴养肺老偏方

　　脚是人体中离心脏最远的部位，血液运行易发生障碍，易诱发多种疾病。足浴就是热水泡脚，属于中医足疗法内容之一，也是一种常用的外治法。足浴可改善局部血液循环，驱除寒冷，促进代谢，达到养生保健的目的。在水中加入某些中药，还能有针对性地预防和治疗多种疾病。

清热宣肺，平喘化痰方

（材料）桑白皮100克，苦杏仁30克，射干20克。

（方法）将所有原料一起水煎取汁，倒入泡脚盆中，先对脚进行熏蒸，在熏蒸过程中，药液快凉时可以加热水，大约每次熏蒸半小时，然后再温洗双足。每晚熏泡1次。如有浴足器，可一次性加足水，熏蒸半小时后再温洗。

解表散寒，治感冒方

（材料）盐50克，生姜50克（切片或丝），热水5000毫升。

（方法）把盐和姜丝放到热水里，先把脚放在热气上熏，待水温下降后再将双脚浸泡在水中互相搓擦，水凉时可续加热水两三次，泡至全身微微汗出即可。

滋阴清热，治咽炎方

（材料）鱼腥草150克，细辛100克，麻黄50克。

（方法）所有材料水煎取汁，放入热水中，每次泡脚15～20分钟，第二次用时，可直接加入热水升温。每天早晚各1次。

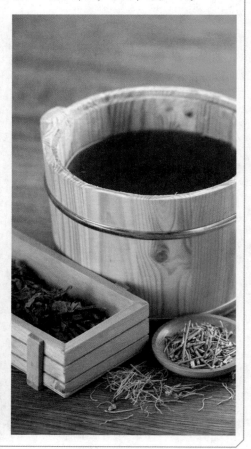

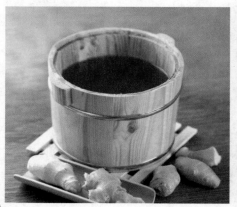

补肾，治哮喘方

材料 淫羊藿60克，蛇床子、乌梅各50克，补骨脂20克，老姜10克。

方法 所有材料水煎取汁，加热水适量，泡脚20分钟，每天一次。

理气平喘，治肺阻塞性哮喘方

材料 白萝卜250克，紫苏、鲜橘皮各100克。

方法 将白萝卜切片，与紫苏、鲜橘皮一同放入药罐中，清水浸泡10分钟，加2000毫升水煎汤，煮沸20分钟后去渣取汁，待温后，用来泡脚，每次30分钟，每日早晚各一次。

清热通窍，治小儿流鼻血方

材料 白芷、苍耳子各10克，辛夷15克。

方法 先将白芷和苍耳子水煎10分钟，然后放入捣碎并用纱布包好的辛夷，再煎煮20分钟。去药渣，留下药汁泡脚，每天一次。

这样足浴更有效

足浴的时间：足浴最佳的时间是每晚7:00～9:00，这是肾经经气当令的时段，此时泡脚、按摩能改善全身气血循环。饭后不宜马上足浴，易影响消化。足浴时间不宜过长，以15～30分钟，后背感觉有点潮，或者额头出汗为宜。

足浴的用具：足浴最好使用较深的木桶，能把小腿整个放进去的那种。木桶比较容易保温，也不易与药物发生反应。

足浴的水温：为防烫伤皮肤，温度应以42～45℃为好，可适时加入热水以保持温度。

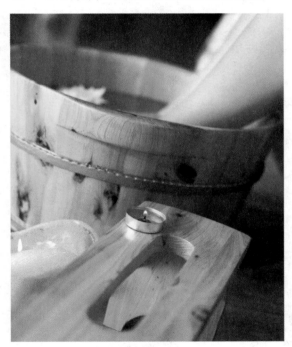

小贴士：在泡脚过程中，由于人体血液循环加快，心率也比平时快，时间过长则容易增加心脏负担。有低血压或身体虚弱的老人要适当减少时间。

对药物过敏者不宜使用药浴。

孩子皮肤细嫩，泡脚最好不要超过10分钟。

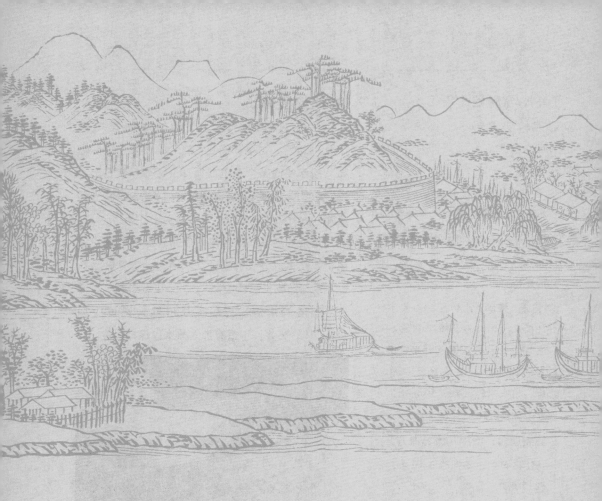

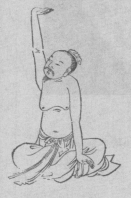

扫码收听
本章附赠音频课

因人而异，
养肺才能达到应有的效果。

因人而异，
从《黄帝内经》中
找到适合自己的养肺方法

不同的人，肺功能各有不同，人生的不
同阶段，肺的功能也大不一样，不同职业者，
肺所面对的环境也各不相同，养肺当然也需
要因人而异，才能达到应有的效果。

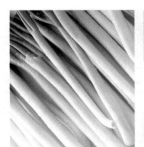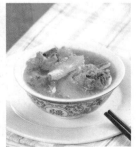

儿童 寒温适宜防感冒

肺为娇脏，儿童的肺腑则更为娇嫩，特别是婴幼儿，由于肺发育不成熟，对外界不良因素的反应更加敏感，所以更容易得感冒和肺炎等肺部疾病。

儿童防感冒重在护理

儿童感冒很多时候是大人护理不当而造成的。在季节交替、气候变化时，要特别注意为孩子做好调节。

及时增减衣物

温度突然发生变化，人体的调节功能不能一下子适应，就容易发生感冒。所以气温变化时要及时给孩子增减衣物。

调整室内湿度

感冒病毒受环境的影响，除温度以外，目前最为重视的是湿度的作用。当湿度达50%以上时，可导致流行性感冒病毒迅速死亡。当湿度在50%以下，即空气干燥时，流感病毒可生存较长时间，容易造成传染。所以室内湿度要保持在50% ~ 60%为好。

保持空气流通

感冒的发生与空气流通不佳有关。预防感冒一定要注意开窗通风，使空气流通，并少在公共场所逗留。

感冒吃药别盲目

不要一感冒就用药

很多家长习惯于给孩子用感冒药，如果孩子感冒初期一两天内没发烧，精神状态不错，只有一些流涕、鼻塞或咽痛，不要急着吃药和看医生。只要注意多休息，多喝水，清淡饮食，大多数孩子可以自愈。

如果孩子体温在38.5℃以上，家长应给孩子服用退热药。如果孩子高烧持续不退，或精神不佳，食欲不振，就应及时就医。

不要重复用药

不少家长认为感冒药没什么毒副作用，为了缓解症状，到药店一买就是好几种，这种不行就吃那种，有的甚至混在一起吃。一些感冒药虽然药名不同，却具有同样的成分，同时吃就会超量。

分清寒热再用药

感冒分寒热，很多中成药类感冒药以清热解毒为主，如果是风寒感冒，用了反而会加重症状。所以在用药前一定要先辨明症状，对症用药。

饮食调养

饮食原则

1.饮食温热适宜，不要吃生冷的食物，少吃巧克力和薯片、虾条等油炸食物。

2.多食用水果蔬菜，特别是红色食物，如胡萝卜、西红柿等，因其富含β-胡萝卜素，能清除氧自由基，增强巨噬细胞活力，对防治流感有良效。

3.天气干燥时，要多补充水分和多吃有润肺功效的食物，如藕、梨、银耳等。平时多吃富含锌和维生素C的食物，如猕猴桃、橙子、金针菇、苹果等，以提高身体免疫力。

专家提示：很多家长往往一看到孩子鼻塞、打喷嚏，就以为是感冒，但有时候吃了感冒药，症状也没见好转。对这种情况应该有所警惕：孩子可能不是感冒，而是过敏性鼻炎，要停止用感冒药，上医院做检查。

推荐食谱

银耳雪梨羹

原料 银耳6克，雪梨1个，冰糖15克。

做法 将银耳泡发后炖至汤稠，再将雪梨去皮核，切片后加到汤内煮熟，再加入冰糖即成。

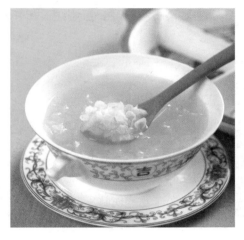

百合山药粥

原料 百合10克，山药50克，粳米30克，冰糖适量。

做法 1.将山药清净，削去表皮，切成薄片。

2.粳米淘洗干净后与山药一同入锅，加水煮粥，粥快熟时加入洗净的百合。

3.当粥将成时，放入冰糖煮至溶化即可。

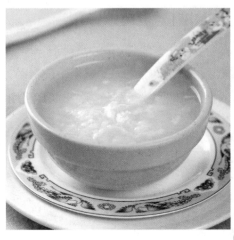

青少年 形寒饮冷要避免

青少年时期是人生中活力最旺盛的阶段，由于身体好、代谢旺，很多人对于身体健康不加重视，然而恰恰是一些不经意的生活习惯，正损害着身体健康。

形寒饮冷皆伤肺

中医认为"形寒饮冷则伤肺"，意思是说，形体受寒，或饮食生冷，会损伤肺脏。《黄帝内经·灵枢·百病始生》中也说："重寒伤肺。"肺为娇脏，当风寒之邪侵犯机体，皮毛先受，皮毛为肺的外部屏障，故肺进而受损；若再饮食生冷，脾胃受寒，母病及子，再次伤肺，内外皆伤，肺阳大损。

青少年身体代谢旺盛，怕热，本就常常穿得较少，加之又喜欢吃冷饮解热，无形之中就伤害了肺阳。

运动出汗，要防感冒

青少年爱运动，夏天爱洗冷水澡，尤其是很多人运动完了就来个冷水澡，或是来一瓶冷饮解渴，这样很容易引起感冒。

运动出汗是一种正常代谢，这时体表毛细血管处于扩张状态，如果突然遇到冷水的刺激，血管收缩，会增加心肺的负担，引发心慌、气短、头晕等不适。另外，锻炼后肌肉疲劳，受到冷水的刺激，可能引发痉挛（抽筋）。

即使没出汗，夏天毛孔张开，洗冷水澡也容易因凉气入侵而引发感冒等症状。

正确的做法是，运动出汗后，先做一些简单的恢复性运动，等热度过去再洗澡。洗澡水应以温水为好，温水洗后身体也会觉得更凉快，更舒服。

冬天运动，则要注意不宜太过，避免大量出汗，出汗太多，一是容易伤阳气，二是忽冷忽热也容易感冒。

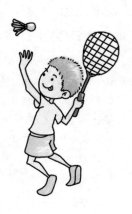

饮食调养

饮食原则

1. 生冷食物、冷饮要适量，夏天也不宜多吃。

2. 喝水以白开水为宜，少喝饮料，因为饮料大都含添加剂，喝多了会伤身体。

3. 多吃具有健脾作用的食物，既能增强食欲，又可避免寒湿聚集。豆类、蛋类等对于增强身体免疫力大有帮助，宜常食。

推荐食谱

黄豆莲藕排骨汤

原料 黄豆50克，猪排骨500克，莲藕50克，香菜、盐、花椒粉、料酒、葱段、姜片各适量。

做法 1.将排骨洗净斩成段，入加有料酒的热水锅中汆烫片刻，撇去浮沫，捞出沥干。莲藕去皮切块。

2.锅中放入排骨，注入适量水、葱段、姜片、黄豆煮开，转小火煲40分钟，放入藕块，再煲30分钟。

3.出锅前加盐、花椒粉、香菜末即可。

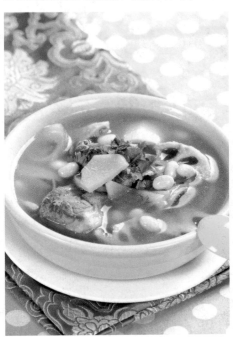

木耳炒鸡蛋

原料 鸡蛋200克，水发木耳200克，大葱、香菜、盐各适量。

做法 1.将木耳洗净，沥水，撕小朵；将鸡蛋磕入碗内，搅匀；大葱切段。

2.炒锅烧热，加油适量烧热，将鸡蛋倒入，摊熟，出锅备用。

3.锅内再加油适量，将沥干水的木耳放入，煸炒几下，再放入鸡蛋，加入盐调味，撒上香菜即可。

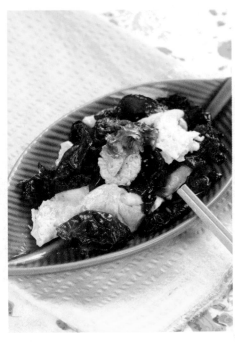

女性 少吃辛辣，注意保暖

很多女性皮肤干燥，容易长黄褐斑等，往往都是肺出了问题，因为肺主皮毛，《黄帝内经》就说"肺者，气之本……其华在毛，其充在皮。"有些女性说话声音喑哑不亮，也是肺气不足的表现，因为鼻和喉都是肺的门户。要解决这些问题，就要注意养肺气、补肺阴。

辛辣食物要少吃

辛味有宣发的作用，像感冒之类的疾病，是需要宣发的，这时可以适当吃点辛味食物，但吃辛味也不宜过量，否则反伤了肺气，耗损肺阴。

对于女性来说，食用辛辣食物后很容易脸上长痘痘，这就是肺阴损伤的表现，因为肺主皮毛。我们平常说吃辣上火就是这个意思。

辛辣食物本身也会刺激口腔、食道，引发不适。

辛辣食物有哪些

提到辛辣食物，我们一般会想到辣椒，但其实辛味不仅包括辣味，凡具有发散、行气作用的食物一般都属于辛味。如葱、蒜、韭菜、生姜、酒、花椒、胡椒、桂皮、八角、小茴香等，此外，薄荷、荆芥、川芎等中药也属辛味。

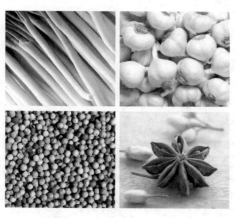

不受凉，肺才舒服

肺喜温，怕寒凉，女性身体也有这样的特点。而恰恰女性又最易受寒凉，比如穿短裙、露脐装、露背装等，寒气很容易进入身体。如果经常接触凉水，那么必定就会损伤肺气。受凉后会打喷嚏、流鼻涕，这就是肺受损伤的早期表现。

对于女性来说，避免受凉，首先是要注意调节衣物，寒冷季节，不妨多喝点姜糖水，或者多喝温热的汤粥，加入滋阴润肺的食物或中药，如百合、银耳等，既能暖身又可去燥。

饮食调养

饮食原则

1.多吃润肺食物。尤其是秋冬气候干燥的季节，百合、银耳、梨、蜂蜜、白萝卜、甘蔗等食物可以润肺去燥，不妨多吃。

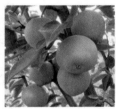 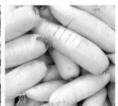

2.少吃辛辣食物，辛辣食物食用过多会使肺气宣发太过，损伤肺阴。

3.多喝水。不渴的时候也要饮水，一般晨起和晚间各饮水200毫升，白天早中晚餐之间各饮800毫升。注意要少量、频饮，不要大口喝。

专家提示：很多女性都注重排毒养颜，人体排毒的路径主要有三个——发汗、小便、大便。发汗却往往被忽视，通过科学运动来促进汗液排泄，通调水道，能使毒素随汗液而出。此外，肺与大肠相表里，肺的肃降能让毒素从大便而出。所以养好肺，让肺气肃降正常，其实就是一种很好的排毒方式。

推荐食谱

枸杞银耳粥

原料 银耳（干）10克，枸杞子10克，粳米80克，冰糖20克。

做法 1.将银耳用清水泡发，撕碎洗净；粳米洗净。

2.枸杞子用清水洗净，浸泡3分钟后，与银耳、粳米共放入锅内，加适量清水，用大火煮沸，改用小火煮粥，至银耳熟烂，加入冰糖煮化即可。

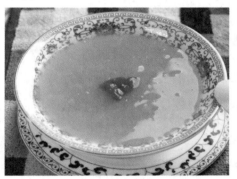

木瓜炖雪耳

原料 木瓜1个，银耳10克，冰糖少许。

做法 1.木瓜沿1/3处切开，去子；银耳用水泡开洗净，去除蒂部，撕成小朵。

2.将银耳和冰糖塞入木瓜里，往木瓜里加清水至与边缘齐平，将切去的部分盖回去，用牙签固定，放入锅中，隔水炖35分钟。

3.炖完后揭开盖子，连木瓜肉一起食用。

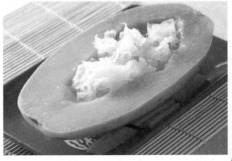

老年人

笑口常开，肺年轻，人也年轻

人进入老年以后，肺功能慢慢衰退，肺活量逐渐下降，机体获得的氧减少，难以满足各组织器官的需求，会加速衰老。中医也认为"肺气健旺，则五脏之气皆旺，精自生而形自盛。"所以老年人补肺气对强身健体防衰老十分有益。

笑口常开让肺更年轻

俗语说"笑一笑，十年少"，是很有道理的，因为笑能养肺，肺主皮毛，肺的功能强大，肺气强盛，皮肤就会细腻有弹性，有光泽，显出良好的精神状态。

笑能让气血调和

经常笑一笑，还能使胸部扩张，肺活量增大。特别是清晨锻炼时，若能开怀大笑，可使肺吸入足量的氧气，呼出二氧化碳，加快血液循环，从而达到心肺及脏腑气血调和，使人保持情绪稳定。

笑能宣肺防肺病

忧为肺之志，一个人情志郁闷、精神不振，必然导致肺气不利而发生病变。而笑能宣发肺气，调节人体气机的升降，并且还能消除疲劳、驱散抑郁、解除胸闷，对身心健康都非常有益。

常叩肺俞穴，健肺养肺有奇效

肺俞穴是肺脏之气输注的部位，内应于肺脏，可调补肺气。老年人常叩肺俞穴，可以舒畅胸中之气，有健肺养肺之功效，并有助于体内痰浊的排出，且可通脊背经脉，预防感冒。特别是对有慢性呼吸系统疾病的人，更为有益。

方法：每晚临睡前端坐椅子上，两膝自然分开，双手放在大腿上，头正目闭，全身放松，意守丹田，吸气于胸中。请家人两手握成空心拳，轻叩背部肺俞穴(在背部第3胸椎棘突下，左右旁开3指宽处)数十下，然后用手掌从两侧背部由下至上轻拍，持续约10分钟。

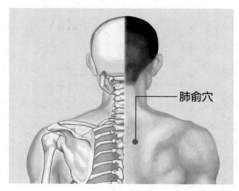

肺俞穴

饮食调养

饮食原则

1. 多吃具有补气润肺功效的食物，适当服用滋补中药。

2. 饮食清淡，少吃刺激食物，尤其是呼吸道感染期间，忌吃辣椒、孜然、芥末等食物。

3. 少食高脂肪、高糖食物，平时要多喝水。

> **专家提示**：运动是老年人养肺健身不可缺少的。对于身体较弱的人来说，可以每天坚持散步，空闲时打打太极拳等。身体素质好的，可适当提高强度，可以登山或者慢跑，坚持游泳对提升肺活量也是非常有好处的。

推荐食谱

玉参焖鸭

原料 玉竹 30 克，沙参 30，鸭半只，葱 2 段，姜 3 片、盐适量。

做法 1. 将鸭肉处理干净，剁成块，放砂锅内，加入沙参、玉竹、葱段、姜片。

2. 加适量水，先用大火煮沸，再改用小火煮 1.5 小时，待鸭肉熟烂，加盐调味即可。

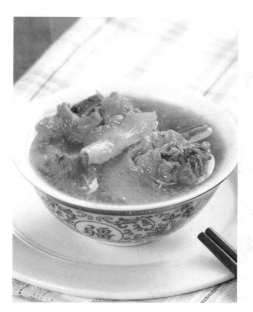

沙参山药粥

原料 沙参、淮山、莲子、葡萄干各 20 克，粳米 50 克，白糖适量。

做法 1. 将淮山切成小片，与莲子、沙参一起泡透。

2. 加入葡萄干、粳米，加水用大火煮沸后，再用小火熬成粥，加白糖调味即可。

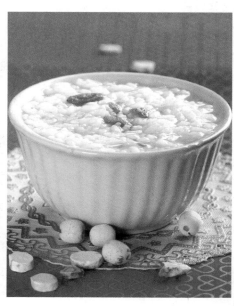

上班族 再忙也要动一动

对于繁忙的上班族来说，平时缺乏锻炼对健康是很不利的，久坐室内，最直接伤害的是肺部健康。因为没有锻炼，没有流汗，习惯了浅呼吸，浅呼吸时，只有肺的上半部肺泡在工作，占全肺4/5的中下肺叶的肺泡却在"休息"，长年累月如此，中下肺叶得不到锻炼，易使肺叶老化，肺功能就在久坐中不知不觉地退化了。

桌边小运动，养肺大功效

办公室工作与运动其实并不矛盾，工作的间隙，做做扩胸运动，扭扭腰肢，就能对身体进行放松，而且会让接下来的工作更有活力。下面几种小运动，既能养肺，又能放松身心，不妨在工作之余做一做。

转体

自然站立，双手握空拳放在身体两侧。左腿向左后侧迈一大步，同时双臂手肘弯曲，抬至胸前，带动胸部向左侧旋转。

扩胸

坐着或站立，深吸一口气，做扩胸运动5～10下，可提高胸部肌肉力量，有效锻炼肺功能。

侧腰拉伸

自然站立，左腿向左侧迈一步，同时左手叉腰，右臂伸直举过头顶，掌心向下，然后身体向左侧弯2次。双手放下，左腿收回，换右腿迈步，身体向右侧弯。左右交替，重复以上动作。

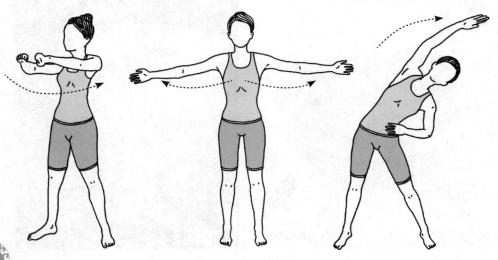

再忙也别忘喝水

空调室内，空气干燥，燥则伤肺，最好的办法就是多喝水。对于上班族来说，一天8杯水是不能少的。如果是在秋季，还要比其他时节每天多喝水500毫升以上，以保持肺脏与呼吸道的正常湿润度。

如果室内明显干燥，还可间接将水"摄"入呼吸道，办法是将热水倒入杯中，用鼻子对准杯口吸入，每次一两分钟，每天两三次即可。

饮食调养

饮食原则

1.多喝水，以减少对肺阴的消耗，多喝水还能加快人体新陈代谢。

2.久坐不动容易集聚痰湿，可适当吃点健脾利湿的食物，如扁豆、豆腐、薏米等，能够养脾和胃，达到间接养肺气的效果。

3.适当吃些润肺益气的食物，如百合、山药、红枣等，可增强肺气，预防呼吸道感染。

> 专家提示：经常坐着工作，很多人会感到疲倦，尤其在夏季，很多时候会软弱无力，或昏昏欲睡。其实真正原因可能是脱水，当身体水分逐渐减少时，身体不会立即告诉我们需要饮水，但如果情况继续又没及时补充水分，身体会越来越疲倦、虚弱。及时饮水能让我们的身体保持精力充沛。

推荐食谱

红枣百合粥

原料 糯米60克，薏米30克，红小豆30克，红枣10枚，百合（干）10克。

做法 1.将糯米、薏米、红小豆淘洗干净，浸泡6小时以上；百合、红枣洗净备用。

2.将泡好的糯米、薏米、红小豆与百合、红枣一起放入锅内，煮成粥即可。

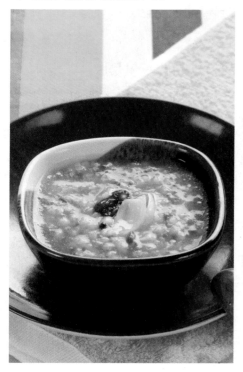

枸杞山药鸭肉汤

原料 山药100克，鸭肉350克，枸杞子20克，盐适量。

做法 1.山药去皮，洗净，切成块；鸭肉洗净，用热水焯一下，切成小块。

2.将山药、鸭肉放入锅内，添水烧开，小火煮至熟透。

3.加入枸杞子，稍煮片刻即可。

经常熬夜者 要注意养肺阴

熬夜是一种很伤身体的生活习惯，首先伤害的是人体的津液和血液，导致人体处于阴虚状态。经常熬夜的人皮肤容易长斑、长皱纹，出现粗糙、干燥等问题，这跟肺阴受损有直接关系。如果不及时养护，就会导致肺气虚弱，其他脏腑也会受到牵累。

熬夜损伤的不仅是肺

夜间本是身体充分休息，各脏腑工作的时间，熬夜就完全打破了规律，让脏腑超负荷劳动，所以伤害的不仅是肺阴。

1. 子时（23:00 ~ 1:00）是胆工作的时间，是心肾相交的时刻，没有休息就会产生阴虚阳亢的现象，如腰膝酸软酸疼、头昏目眩、耳鸣、失眠多梦、健忘等。

2. 丑时（1:00 ~ 3:00）是肝工作的时间，经常熬夜的人"易动肝火"就是这个道理。

3. 寅时（3:00 ~ 5:00）是肺工作的时间，此时仍不休息，精气虚耗得厉害，是过早衰老的催化剂。

4. 卯时（5:00 ~ 7:00）是大肠工作的时间，应该大便排毒。经常熬夜的人这个时间却睡觉了，所以不是便秘就是便溏。

5. 辰时（7:00 ~ 9:00）是胃工作的时间，应该进食了，熬夜的人还在睡觉就损伤了胃。

6. 巳时（9:00 ~ 11:00）是脾工作的时间，脾把胃摄入的食物中有利的物质转换成营养由小肠吸收。由于之前没吃食物，脾就无事可做，所以经常熬夜的人大多有脾虚胃弱的问题。

补觉补不回精气神

很多人觉得熬夜之后补一觉就没事了，其实不然。中医认为，精、气、神为人体三宝，熬夜的人往往第二天精气神全无，即使是补睡一觉，依然会昏昏沉沉的。

当然，若是必须熬夜，那么熬夜之后，补充一下睡眠也是必要的，对身体恢复有很大的作用，只是不要将熬夜当成常态。

饮食调养

饮食原则

1.多喝水，能补充体液，防止肺燥，也可多吃水果。

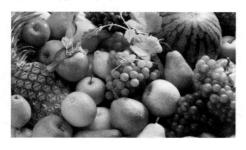

2.多食用富含B族维生素的食物。B族维生素不仅参与新陈代谢，提供能量，保护神经组织细胞，对安定神经、舒缓焦虑感也有助益。

3.少吃甜食。吃甜食可以补充热量，却会大量消耗B族维生素，也容易引起肥胖问题。

4.多吃深绿色蔬菜、牛奶、鱼肉等，有助于细胞修复。

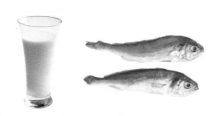

专家提示：熬夜中如感到精力不足或者欲睡，不要只靠喝咖啡来提神，可以起来走动一下，伸伸肢体。熬夜伤阴，一定要注意多喝水。

熬夜的人容易因阴亏阳亢而产生阴虚内热的症状，所以饮食还要注意避免辛燥，以免加重症状。

推荐食谱

莲子百合煲瘦肉

原料 莲子、百合各20克，猪瘦肉100克，盐适量。

做法 1.将莲子洗净，去心；百合洗净；猪瘦肉切成片。

2.砂锅内加适量水，将莲子、百合、猪瘦肉一起放入锅内，大火煮沸，转小火继续煲至肉熟烂，加盐调味即可。

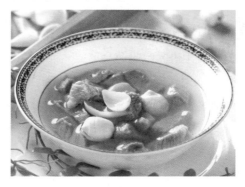

黑米红枣粥

原料 黑米80克，红枣6枚，枸杞子10克。

做法 1.黑米淘洗干净，用清水浸泡12小时左右；红枣、枸杞子洗净。

2.将黑米放入锅中，加入适量水，大火煮沸，加入红枣，改用小火熬煮30分钟至黏稠，最后放入枸杞子煮5分钟即可。

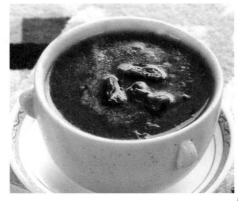

多尘环境工作者

空气中弥漫的粉尘，很容易随着呼吸进入体内。在多尘环境工作者，即使有防护装备，仍然会有一部分粉尘会被吸入肺中。长期下来，粉尘在呼吸道内和肺中大量堆积，会导致肺组织损伤，造成肺组织纤维化，从而发生尘肺病、肺结核等。

清肺化痰，选对食物就有效

粉尘进入呼吸道会形成一种刺激，身体会本能地发生咳嗽等反应将其排出体外，如果长期被刺激，反应就会迟钝，抵御能力会不断降低，大量粉尘会堆积在呼吸道或肺中，必须通过清肺化痰将其清除。下面几种食物都有很好的清肺化痰作用，不妨多食。

银耳

银耳能滋阴润肺、清热止咳，经常食用能清肺润肺，增强肺功能，帮助肺清除粉尘及有毒物质。

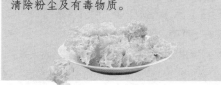

梨

梨具有清肺化痰作用，还能润肺，特别适合干燥、多尘等环境工作者食用。

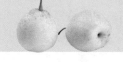

绿叶蔬菜

绿叶蔬菜富含茶多酚、多糖和维生素 C 等，能加快体内有毒物质的排泄。

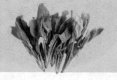

动物血

动物血能将附着在呼吸道的粉尘带入肠道。动物血中的血浆蛋白被人体内的胃酸分解后，能产生一种物质，与有害金属微粒发生生化反应，然后从消化道排出体外。

此外，白萝卜、海藻、海带、荸荠、木耳、苦瓜、菠菜、韭菜、鸡蛋、豆腐、豆浆、蜂蜜、山药等也都适合多尘环境工作者经常食用。

长期咳嗽要防尘肺病

长期在多尘环境工作者，如果出现长期咳嗽，且呼吸困难，更要引起注意，很可能是尘肺病的先兆。一旦患上尘肺病就很难治愈，早发现、早干预十分重要。

饮食调养

饮食原则

1. 多食具有清肺化痰作用的食物。

2. 注意增加动植物蛋白、维生素、微量元素等营养的摄入，提高机体抵抗力。

推荐食谱

甘蔗荸荠雪梨汁

原料 荸荠200克，甘蔗200克，雪梨100克，冰糖少许。

做法 1.将荸荠、甘蔗去皮洗净，榨汁；雪梨洗净去核，切块。

2.将雪梨块与荸荠、甘蔗汁、冰糖一起隔水蒸，熟后吃梨饮汁。

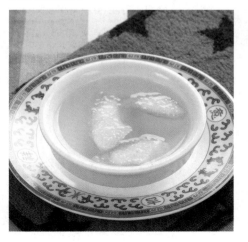

枇杷百合银耳汤

原料 枇杷150克，干百合10克，水发银耳50克，冰糖适量。

做法 1.将枇杷果去皮、核，果肉切小粒，银耳洗净撕小块。

2.锅内加水煮沸，放入银耳、冰糖、干百合，小火煨40分钟，放入枇杷果，煨15分钟即可。

猪血豆腐青菜汤

原料 猪血450克，青菜300克，豆腐1块，虾皮少许，盐适量。

做法 1.猪血与豆腐切成小块，青菜洗净切碎。

2.水开后，先加入虾皮，再加入豆腐、青菜、猪血。

3.煮3~5分钟，加盐调味即可。

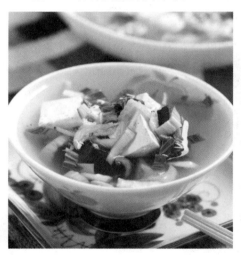

专家提示：有些环境或因素，虽然没有明显的粉尘，但同样会对肺造成极大伤害，比如化疗、放射损伤、有害气体吸入。此外，长期接触动物粪便、动物皮毛、发霉枯草等，也会引起外源性过敏性肺泡炎，进而引起尘肺病。

经常感冒咳嗽者

补肺气，提高免疫力

经常感冒咳嗽者，多是肺虚的表现，肺气虚损，肺的抵抗力下降，外界病菌等就容易乘虚而入，引起感冒咳嗽等。这类咳嗽多为清痰，有时还伴有少气、胸痛、自汗等症状。

常按太渊穴，预防感冒咳嗽

对于肺气虚，经常感冒咳嗽的人来说，不妨多调理肺经，肺经位于手臂内侧，随时随地都可以沿着肺经进行揉捏。

补肺气，有一个非常有效的穴位，那就是太渊穴。太渊穴是肺经的原穴，经常按摩太渊穴，补益肺气作用明显。这个穴位的位置就在手腕内侧，在中

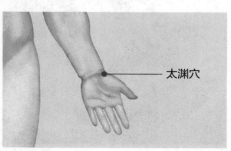

太渊穴

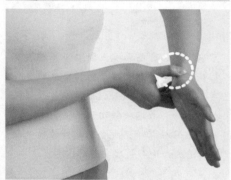

医摸脉的位置。找到掌横纹，摸到桡动脉搏动的地方就是。用拇指指腹按揉两三分钟，每天按揉数次即可。

黄芪泡水，补肺气很有效

补肺气，提高免疫力，黄芪是很好的选择。

黄芪功效有三：一是益气固表、利水消肿，益气就是健脾气补肾气；固表就是加强机体防护功能。二是补气升阳，炙黄芪补气升阳功效较强，因此善补脾肺之气。三是止虚敛汗，可用于体虚自汗。

黄芪最简单的用法就是泡水喝，每次取5克左右，用沸水冲泡，闷一会儿即可饮用。也可以在炖肉时放5～10克。

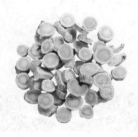

饮食调养

饮食原则

1. 饮食宜温热，忌寒凉、辛辣饮食。

2. 宜经常食用具有补益肺气功效的食物，如山药、栗子、红枣、花生、香菇、鸡肉、泥鳅、蜂蜜、豆浆等。

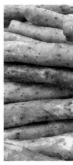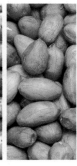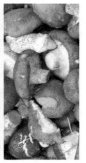

3. 少食或忌食能损耗肺气的食物，如胡椒、槟榔、萝卜缨、白酒等。

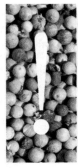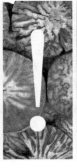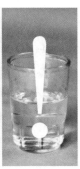

专家提示：适当的运动锻炼对于增强呼吸系统的抵抗力也很有效果，能起到补肺气的作用。日常生活中做一些简便易行的运动，如慢跑、爬山、呼吸保健操等，坚持锻炼，不仅能补益肺气、还可强健全身。

推荐食谱

黄芪糯米粥

原料 黄芪 10 克，糯米 100 克。

做法 1. 黄芪先加水煎煮 15 分钟，滤取汤汁备用；糯米淘洗干净。

2. 将黄芪水、糯米一同入锅，再加适量水，大火烧开，小火焖 40 分钟至粥汁浓稠即可食用。

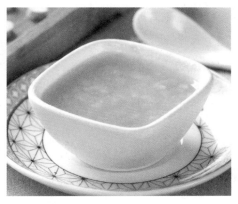

山药栗子粥

原料 山药 100 克，熟栗子、粳米各 50 克，枸杞子 10 克，红枣 5 枚。

做法 1. 山药洗净去皮，切块；红枣洗净，栗子去皮；粳米淘洗干净。

2. 锅里放水，放入粳米、山药和红枣煮粥，粥快熟时放入栗子和枸杞子，再煮 10 分钟即可。

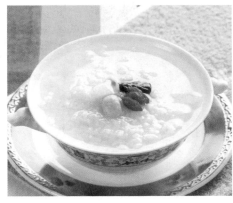

久病卧床者
适当运动，少说话，补养肺气

久病卧床，肺缺乏新鲜空气的调节，机能就会降低。中医也认为，久卧伤肺。肺主一身之气，肺功能受损，整个人体的"气"也会由此而受损，导致免疫功能降低，各种病菌就容易入侵，导致生病。久病卧床者往往身体抵抗力较低，就是这个原因。

久病卧床，也要适当动动

久病卧床不仅损肺气，研究发现，长期躺着或坐着的人，患肺脏血栓的危险也大大增加。

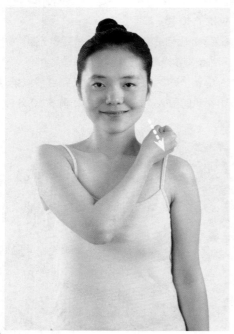

所以，对于因病需长期卧床的患者来说，在保证安全的情况下，做一做简单的动作，至少伸一伸腰肢，对于调畅肺气、促进气血循环都是有好处的。

最简单的运动要数按摩经络了。如果手臂能够自由活动，可以自己循着肺经每天按揉几次，对于调补肺气是很有帮助的。

睡懒觉也伤肺

不仅是久病卧床，睡懒觉也很伤肺。如果睡觉的时间太长，起床后多半没有感觉到休息带来的放松，反而会觉得头昏脑涨，浑身没有力气。

这是因为卧床太久，身体的阳气输布受阻，使得体内阳气暂时不足，引起头晕乏力，这种现象在活动一会儿之后便会缓解直到消失。如果是经常睡懒觉，久而久之会引起亚健康状态，表现为气短、懒言、易疲乏，然后就越想睡觉，形成恶性循环。

饮食调养

饮食原则

1. 饮食宜清淡稀软，避免辛辣、肥腻、坚硬、生冷食物。

2. 多吃具有补肺益气功效的食物，如山药、百合、白果、花生、核桃仁、蜂蜜、板栗、猪肺、甲鱼、鸡肉、党参、五味子等。

3. 多食用富含优质蛋白质的食物，如牛奶、鸡蛋、鱼类、家禽等。香菇、木耳、银耳等对提高身体免疫力很有帮助。

推荐食谱

山药枸杞焖兔肉

原料 山药150克，枸杞子15克，兔肉500克，红枣6枚，盐适量。

做法 1.将红枣洗净，去核，兔肉切块，去油脂，用开水焯去血水。

2.将所有材料一起放入砂锅，加适量清水，大火煮沸后改小火煲2～3小时，肉熟烂时加盐调味即可。

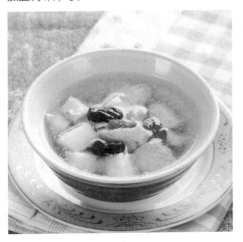

板栗花生汤

原料 板栗100克，花生仁50克，西蓝花、白菜叶、胡萝卜、盐、牛奶各适量。

做法 1.板栗洗净、剥去壳；花生仁洗净，加适量清水煮熟后去红衣。

2.白菜叶洗净，撕成块；西蓝花洗净，切成小朵。

3.胡萝卜洗净，去皮切小块，放入榨汁机内，加入适量清水搅打成汁。

4.汤锅中加入适量清水，倒入胡萝卜汁和牛奶搅匀煮沸，下入其他原料，加盐煮沸后，续煮10分钟即可。

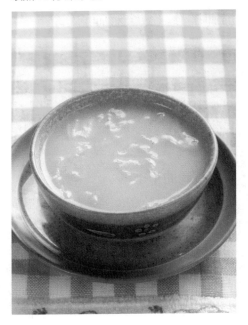

专家提示：久病卧床者还要注意少说话，因为说话太多会耗损肺气和心气。正所谓"日出千言，不病自伤"，说话太多，肺气消耗太多，容易使体内元气不足，外邪乘虚而入。因此，适当放慢语速、少说些话，可保护、收敛肺气，给身体"节能"。

经常吸烟者和被动吸烟者

清肺排毒，防肺癌

长期吸烟和吸入二手烟是导致肺病特别是肺癌的重要因素。有吸烟习惯或长期遭受"二手烟""三手烟"侵害者，一方面要注意戒烟和远离吸烟环境，另一方面也要注意清肺排毒，降低烟草带来的健康风险。

清肺排毒，减缓对肺的伤害

清肺食物来帮忙

吸烟和二手烟伤害最直接的就是肺，生活中可以适当多吃些具有生津止渴、清热止咳、润肺等作用的食物，如白萝卜、梨、蜂蜜、柚子、莲藕等。

喝绿茶有助于排毒

喝绿茶对肺癌有一定的预防作用，还能减轻尼古丁的伤害。茶还具有利尿的特性，多喝茶能有效排出体内毒素，使烟中的一些有毒物随尿液排出。

"三手烟"危害不容忽视

除了吸烟和"二手烟"，"三手烟"对人体的危害也是不容忽视的。"三手烟"是指香烟发散、滞留在墙壁、家具、衣服甚至头发和皮肤上的有害微粒和气体。三手烟中包含重金属、致癌物甚至辐射物质。婴儿在爬行或玩乐时，常常抓到东西就往嘴里塞，容易受到"三手烟"的侵害。

"三手烟"最直接的危害是会损伤婴幼儿的呼吸系统，除肺功能受损外，神经发育、智力发育、记忆力都会受影响，即使危害一时还不明显，但长期的刺激对健康的影响会在孩子成年后显露出来。

小贴士：茶叶具有很强的吸附作用，能有效吸收香烟味道，对室内空气中颗粒尘埃的吸附作用也很强。将喝剩的茶渣晒干，捏取少许放置在烟灰缸内，就可将香烟里的有害气味和颗粒除去。橘子皮也有类似效果。

饮食调养

饮食原则

1. 多食用富含维生素 A 的食物有助于降低肺癌发生率。富硒食物也会降低发生肺癌的危险。

2. 多吃富含 B 族维生素的食物，如动物的肝脏、粗粮、蔬菜等，有助于代谢尼古丁。

3. 多喝水能促进尼古丁的排出。

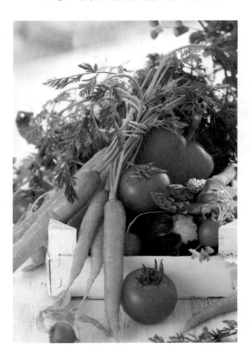

专家提示：通风、空气过滤、专门划分吸烟区的做法只能一定程度上减少"二手烟""三手烟"对人体的侵害，并不能完全阻止侵害的发生。防止"二手烟""三手烟"危害的唯一有效的方法是禁止室内吸烟。

推荐食谱

百合银耳炖雪梨

原料 雪梨 500 克，银耳 15 克，百合 10 克，枸杞子 5 克，冰糖适量。

做法 1. 雪梨去皮去核，洗净切块；百合、枸杞子洗净；银耳洗净，泡发后撕成小朵。

2. 将银耳放入炖盅内，加入适量清水，大火煮沸后改用小火，炖至银耳软烂时，放入百合、枸杞子、冰糖及雪梨块，加盖用小火继续炖至雪梨块软烂即可。

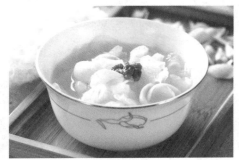

姜汁猪血菠菜

原料 菠菜 300 克，姜 20 克，猪血 100 克，酱油、香油、盐、醋各适量。

做法 1. 菠菜带根洗净，切成约 5 厘米长的段，放开水中焯 1 分钟后沥去水分，装盘抖散。

2. 猪血洗净切片后先入热油锅炒，炒熟后取出与菠菜混匀。

3. 姜去皮，洗净后捣烂取汁，待菠菜、猪血凉后，加入姜汁和其他调料拌匀即可。

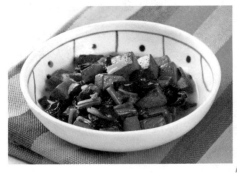

南方人 湿气大，要健脾祛湿

南方的气候特点是湿，一年之中不仅夏季多湿，四季都有湿气。"湿"为"六气"之一，中医认为，六气过剩，会对人体有害，即为六邪。肺为人体华盖，湿气侵入，肺难免受损。

湿气重，易生痰

感受湿气的人容易痰多，中医即有所谓痰湿阻肺证，是指痰湿阻滞肺系所表现的证候，一般表现为咳嗽痰多、质黏、色白、胸闷等。

痰湿阻肺的原因主要有两个：一是脾气亏虚，二是寒湿袭肺。脾气亏虚，脾脏输布失常，水湿凝聚为痰，上渍于肺，或寒湿外袭肺脏，使肺宣降失常，肺不布津，水液停聚而为痰湿，阻于肺间，肺气上逆，都会出现上述症状。

除湿气，重在健脾

中医学认为"湿气通于脾"，正常情况下，脾能把进入人体的水湿布散到全身，发挥滋润、濡养的作用；或化为汗、尿等排出体外，维持人体水液代谢平衡。

但如果湿气过重，超出了脾运化的能力，水液在体内停滞，就会影响脾的功能，从而出现腹胀、便溏、食欲不振、水肿等病变，故《黄帝内经》中说："诸湿肿满，皆属于脾。"上面提到的痰湿阻肺，其根源就在于脾。

健脾除湿要做好以下几点

1. 起居方面，尽量避免长时间在潮湿的环境中劳作或停留，不要坐卧湿地，天气好时经常晾晒被褥。

2. 饮食方面，要避免过食肥甘厚味，不要大量饮酒，以避免助湿伤脾。山药、薏米、白扁豆、红小豆、莲子等都有健脾利湿功效，宜常食。

3. 寒冷季节，可以适当吃些生姜或姜糖，以温脾阳、散寒湿；湿热季节可以多吃豆类(尤其是绿豆)，冬瓜、荷叶也是清热除湿的佳品。

4. 煲汤时可以适量加入健脾利湿的中药，如党参、黄芪、茯苓、白术等。

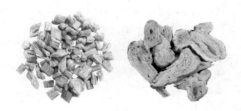

北方人
气候干燥，要润肺除燥

北方的气候特点是干，除了夏季，其他季节大多缺乏雨露的滋润，特别是秋天，更是一年中最为干燥的季节。肺喜润恶燥，所以北方人尤其要注意养肺。

过于干燥伤肺津

中医学认为，肺主气，司呼吸，直接与自然界大气相通；同时，肺为娇脏，喜欢湿润而讨厌干燥。干燥的空气从口鼻进入，最易损伤肺的津液，甚至脉络，出现干咳少痰，或痰黏难咯、痰中带血，甚至喘息胸痛等症状。

另外，肺外主皮毛，内与大肠相表里，故肺阴耗伤，常见皮肤干涩、大便不畅等症。

养肺重在润肺除燥

北方人养肺之要，在于润肺除燥，特别是秋冬季节，因为此时寒、燥邪气最容易侵犯肺。

润肺除燥要做好以下几点

1.要特别注重补水，每天要保证2000毫升饮水量。秋冬季节还要适当加大饮水量和饮水频率。

2.应尽量少吃刺激性食物，以避免肺阴受损。饮食应以滋阴润肺之品为宜，蜂蜜、莲藕、梨、枇杷、杏仁、银耳、甘蔗、百合、芝麻、豆浆等都是润肺通便的佳品。

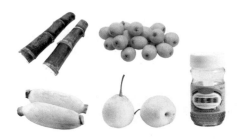

3.冬季室内暖气干燥，要做好湿度调节，还要注意夜间补水，可在床头备好饮水，以便夜间饮用。

专家提示：很多人在秋冬季节，鼻子和呼吸道总是干燥难受，喝水也不能很快解决，可通过吸入水蒸气的方式来缓解。将热水倒入杯中，用鼻子吸入水蒸气，每次一两分钟，每天数次。不仅能缓解鼻腔干燥，为肺补水，还能缓解鼻炎。

图书在版编目（CIP）数据

《黄帝内经》养好肺正气足寿命长：有声版 / 杨秀
岩主编. --北京：中国轻工业出版社, 2025. 4.

ISBN 978-7-5184-5218-7

Ⅰ. R221；R256.1

中国国家版本馆CIP数据核字第20242MU093号

责任编辑：杨　迪　　责任终审：高惠京　　　　整体设计：逗号张文化

策划编辑：张　弘　　责任校对：朱　慧　朱燕春　责任监印：张京华

出版发行：中国轻工业出版社（北京鲁谷东街5号，邮编：100040）

印　　刷：北京博海升彩色印刷有限公司

经　　销：各地新华书店

版　　次：2025年4月第1版第1次印刷

开　　本：710×1000　1/16　印张：12

字　　数：200千字

书　　号：ISBN 978-7-5184-5218-7　定价：59.80元

邮购电话：010-85119873

发行电话：010-85119832　　010-85119912

网　　址：http://www.chlip.com.cn

Email:club@chlip.com.cn